TRAITEMENT CHIRURGICAL

DE LA

PÉRITONITE TUBERCULEUSE

AVEC ÉPANCHEMENT

PAR

Le Dʳ Vincent FRANCHI

EX-INTERNE DES HÔPITAUX D'ORAN

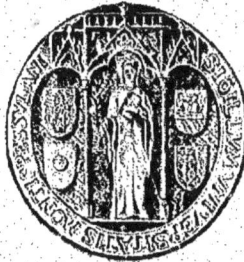

MONTPELLIER

IMPRIMERIE Gustave FIRMIN et MONTANE

Ancien Hôtel de la Faculté des Sciences

—

M DCCC XCIX

.

TRAITEMENT CHIRURGICAL

DE LA

PÉRITONITE TUBERCULEUSE

AVEC ÉPANCHEMENT

PAR

Vincent FRANCHI

DOCTEUR EN MÉDECINE

EX-INTERNE DES HÔPITAUX D'ORAN

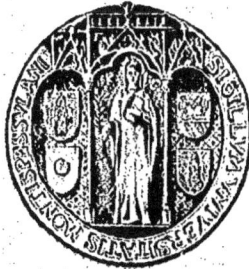

MONTPELLIER

IMPRIMERIE Gustave FIRMIN et MONTANE

Ancien Hôtel de la Faculté des Sciences

1899

A la Mémoire de mon Grand-Père

le Docteur FRANCHI

A ma Famille

A mon Oncle

le Docteur César COLONNA D'ISTRIA

A mon Cousin

Emmanuel FRANCHI

DOCTEUR EN DROIT

SOUS-INSPECTEUR D'ENREGISTREMENT

A mon Cousin le Docteur Antoine ISTRIA

V. FRANCHI.

A MON PRÉSIDENT DE THÈSE

Monsieur le Professeur ESTOR

V. FRANCHI.

INTRODUCTION

Les étudiants qui hésitent à affronter la clientèle urbaine, les timides qu'effraie la lutte pour la vie, redouteraient la dernière étape du doctorat, si la thèse ne leur permettait d'affirmer publiquement leur reconnaissance aux Maîtres. Elle leur apporte la sanction des Professeurs autorisés qui les ont façonnés aux nouvelles exigences du sacerdoce médical ; les difficultés à venir se troublent, aucune idée noire aux ailes rugueuses n'attriste ce dernier jour du vieil étudiant, il est tout à l'impérieux devoir de gratitude et l'espoir revient à lui.

Les docteurs Mondot, Guglielmi, chirurgiens de l'hôpital d'Oran, ont eu, pour nous, une attention constante, les dix mois que nous avons passés dans leur service respectif. M. Mondot nous a laissé une grande latitude à la Maternité. Sous ses auspices, nous intervenions dans son important service de gynécologie toutes les fois qu'il en surprenait le désir ; toujours il nous prodiguait des conseils que sa longue pratique chirurgicale a rendus précieux. Nous avons dû blesser souvent la vieille expérience de M. Guglielmi par la liberté que nous prenions ; mais toujours il a été, pour nous, d'une indulgence égale à l'affection qu'il nous témoignait, et il nous permettait tout.

Les docteurs Sandras, Bernauer, Lescure, Bregeat, Levy,

médecins de l'hôpital d'Oran, nous ont porté une bienveillante sympathie ; nous avons retiré de leur commerce de sérieux avantages, grâce à la sollicitude habituelle dont se louent tous les internes d'Oran.

Nous devons des remerciements particuliers au pharmacien en chef des hôpitaux d'Algérie, M. Valby, le camarade de l'Internat ; au docteur Peretti, en qui nous avons trouvé un ami lors de notre court séjour à l'hôpital de Saint-Denis.

Il nous est bien doux d'envoyer l'expression de notre profonde reconnaissance aux chefs de service d'Oran ; leur souvenir, lié au souvenir de nos trente mois d'internat, demeurera en nous vif comme tout ce qui vient du pays du soleil brûlant.

MM. les Professeurs de Montpellier reçoivent journellement des hommages plus autorisés que les nôtres ; nous les prions d'accepter le témoignage de notre grande admiration.

Nous éprouvons une gêne réelle à offrir ce très modeste travail à M. le professeur Estor ; qu'il nous permette de le remercier du grand honneur qu'il nous fait en présidant notre thèse. Si notre travail donnait un reflet, si pâle soit-il, de son enseignement méthodique, précis, substantiel, nous oserions dire qu'il nous l'a inspirée ; nous aurions alors conscience de connaître une des questions les plus belles de la chirurgie moderne.

Nous essayons de donner une vue d'ensemble sur le traitement chirurgical de la péritonite tuberculeuse avec épanchement ; nous nous étendrons sur le manuel opératoire, question à peine ébauchée dans différentes publications, seulement mentionnée dans d'autres ; l'étude des diverses méthodes de traitement, des indications et des contre-indications nous aura d'abord assez longuement retenu. Voici notre plan :

I. — Historique du traitement chirurgical de la péritonite tuberculeuse avec épanchement ;

II. — Péritonite tuberculeuse avec épanchement ;

III. — Méthodes diverses de traitement ;

IV. — Statistique ;

V. — Observations ;

VI. — Indications et contre-indications de l'intervention ;

VII. — Manuel opératoire — lavage — drainage — suites et complications ;

VIII. — Mode d'action de la laparatomie — conclusions.

Notre développement est personnel ; on s'en rendra compte à chaque chapitre. Nous avons consulté les auteurs qui ont plus ou moins écrit sur la péritonite tuberculeuse ; nous avons fusionné le tout en tenant compte des données anciennes et récentes. Que nos juges prennent en considération nos efforts ; si nous restons inférieur à notre tâche, nous les prions de nous accorder leur indulgence la plus large pour cette œuvre de bonne foi.

TRAITEMENT CHIRURGICAL

DE

LA PÉRITONITE TUBERCULEUSE

AVEC ÉPANCHEMENT

I

HISTORIQUE

Le traitement chirurgical de la péritonite tuberculeuse avec épanchement est aussi vieux que la chirurgie ; l'ascite a été connue de tout temps ; de tout temps, la tuberculose n'a pas intéressé l'appareil respiratoire seul ; le péritoine a payé son tribut, comme les autres organes ; le sens clinique n'était pas assez éduqué pour différencier les divers épanchements de l'abdomen, qui furent longtemps un chaos inextricable ; on intervenait contre l'ascite, on traitait ainsi la péritonite tuberculeuse quand l'épanchement était dû à cette dernière affection.

Le procédé opératoire a varié suivant les époques et suivant le but recherché ; or, le but recherché était de vider le ventre. Hippocrate en avait déjà tracé les règles ; sa méthode peu appréciée par les Romains, pratiquée par Celse, fut longtemps

laissée dans l'oubli d'où la tira Aquapendente. Jusqu'à la décou-
verte du trocart, due à Sanctorius, condisciple d'Ambroise
Paré, on incisait, à l'instrument tranchant, sur divers points
de l'abdomen ; près de l'ombilic ou près des lombes, ensei-
gnait Hippocrate ; on se servait d'une canule comme d'un
robinet, pour évacuer l'épanchement à volonté. Langstaff
pratiquait une incision, à deux pouces au-dessous du nombril,
mettait le péritoine à nu, le perçait avec un trocart de dimen-
sion moyenne, qu'il enfonçait légèrement. Que son bistouri
arrivé sur le péritoine le blesse par mégarde ou que son
trocart fasse une ouverture trop large pour être retenu, nous
avions, à toutes choses égales, le traitement actuel ; il
n'était pas encore le profane qui, impunément, attaquerait
largement et avec désinvolture ce véritable voile sacré.
Giovanni Pagano introduisait dans l'ouverture thoracique une
corde à boyaux qu'il retirait tous les deux ou trois jours, pour
laisser couler la sérosité. La péritonite tuberculeuse avec
épanchement n'était pas encore comprise parmi les 40 espèces
décrites par Morton, ni parmi les 14 de Portal. Morgagni,
Sauvages mentionnent de « petites inégalités, de petits globules, de forme et de grosseur différentes » trouvés sur l'intestin
à l'autopsie et de « l'eau d'un jaune vert » dans le ventre.

L'inflammation chronique du péritoine n'avait pas, d'après
les auteurs, son existence propre ; ce n'est que Bichat qui la
sépare des autres phlegmasies de l'abdomen. Broussais, Louis,
en France ; Baron, en Angleterre, en défendent l'existence.
Alors, des procédés variés pour modifier l'état local, pour
produire une irritation substitutive de la séreuse péritonéale.

Chandon, en 1819, se sert d'un sac de baudruche vide,
qu'on souffle ensuite et qu'on remplit de liquide, de manière à
irriter une plus grande étendue de séreuse Brunier, le premier,
soumet le péritoine à une véritable ébriété; il injecte un mélange
d'alcool camphré, de vin rouge, d'aloès, de myrrhe. Warich,

emploie les eaux de Bristol ; Lhomme (1824), des vapeurs de
vin ; Broussais (1832), le protoxyde d'azote ; Joubert de Lam-
balle, un mélange d'eau d'alcool, de décoction de quinquina
(1833). Velpeau popularise les injections de teinture d'iode
(1838). Cette méthode produisit un enthousiasme exagéré
jusqu'en 1853, où elle donna lieu à de grandes discussions à
l'Académie de médecine. Vidal de Cassis la combattit avec
acharnement.

L'histoire véritable commence avec le cas classique de
Spencer Wells [1862] (Obs. I). Le baron Larrey avait communi-
qué à l'Académie de médecine, en 1822, l'observation d'une
dame qui était atteinte d'une hernie crurale et d'a cite ; elle
fut opérée pour sa hernie étranglée, et l'opérateur la guérit de
ses deux maladies ; mais ce cas isolé ne devait pas avoir la
valeur inductive de l'heureuse erreur de Spencer Wells. La
nouvelle thérapeutique chirurgicale, ouvrir le ventre uniquement, ne fit guère de progrès tout d'abord ; les chirurgiens
redoutaient les interventions sur les séreuses ; ils éprouvaient,
pour le péritoine, une crainte égale à celle qui les en éloignait
avant la méthode antiseptique.

Kœnig, en 1884, dans un premier travail, publie trois
observations de péritonite tuberculeuse traitées de propos
délibéré par l'ouverture de l'abdomen ; il préconise la laparatomie comme traitement rationnel de la péritonite tuberculeuse
dûment diagnostiquée ; il s'appuie sur ses trois cas. L'erreur
de Spencer devient traitement ; l'intervention prend en ligne
de compte le diagnostic, elle est raisonnée, elle est voulue,
c'est une méthode. On accepte avec hésitation la laparatomie
comme agent mystérieux de guérison.

M. Truc, en 1886, dans sa thèse d'agrégation, parvient à
réunir onze cas ; il ranime cette question, sur laquelle le
scepticisme chirurgical des médecins jetait déjà l'oubli ; il est
cause d'une émulation réelle.

Les sociétés savantes s'y arrêtent; au XVI⁰ congrès des chirurgiens allemands (1887), Kummel rapporte une statistique de trente cas traités par la laparatomie avec deux morts seulement. La même année, Audry de Lyon comptait 63 opérations; Carré, d'Avignon, dit l'avoir pratiquée 11 fois avec 9 guérisons; Roosemburg, Naumann, Cabot, Clarke apportent de nouveaux cas; en 1889, Maurange peut tirer des conclusions de l'étude de 71 observations; à la VI⁰ réunion de la Société italienne de chirurgie tenue à Bologne en 1889, Cecherelli affirme connaître 86 cas; au congrès français de chirurgie en 1889, Démosthène donne des instructions précises sur l'intervention; en 1890, Routier analyse 90 observations; la même année, au congrès international de Berlin, Kœnig fait une importante communication sur 131 cas; presque en même temps, Pic en réunissait 138; un mémoire de Lundfors porte sur 108 opérations. Lindner, dans un intéressant travail publié dans le livre jubilaire de Thiersch, en résume 205 cas; les communications de Pribram, Vierodt, Czerny, Osler en Allemagne; de Ceci, Guastavino, Ruggi, Turazza, en Italie; de Keetley, Knaggs, Marsh, en Angleterre; Demons, Labbé, Routier, Terrillon, Richelot, Lejars, Jeannel, Bouilly, etc., etc., en France, permettent à Aldibert de colliger 322 observations; Rœrsh, en 1893, en apporte 50 nouvelles; à côté de ses travaux viennent s'en placer une foule d'autres qui tous s'efforcent d'apporter un point nouveau à l'étude de la question; nous avons relevé 65 nouvelles observations : 13 de Lafont, 19 de Clavier, le reste disséminé un peu partout. Ceci donne un chiffre de 423 cas qui nous servira pour un essai de statistique générale; disons dès maintenant que, suivant différents auteurs, le succès opératoire se maintient entre 70 et 96 0/0; la guérison même après, 1, 2, 5, 6, 9, 11, 25 ans, a été constatée dans plus du tiers.

On s'explique ainsi que ce mode de traitement ne soit plus chimérique ni l'apanage de quelques téméraires ; il est devenu du domaine général de la chirurgie ; d'aucuns se contentent d'ouvrir le ventre, de vider, de fermer ; d'autres lavent ; ils saupoudrent parfois et quelquefois aussi laissent des mèches de gaze imprégnées d'agents antiseptiques ; tous sont certains du succès ; l'amélioration passagère ne leur est jamais refusée et très souvent la guérison, une guérison durable, leur donne raison. Les médecins ont toléré cet empiètement sur une des régions et pour une maladie qui était autrefois leur domaine propre ; ils opposaient encore une foule d'objections ; elles disparaissent presque toutes devant les dernières communications de Lejars, Poirier, Routier (*Société de chirurgie*, juin 1898); Quenu, Brun, Potherat (30 novembre 1898).

II

PÉRITONITE TUBERCULEUSE AVEC ÉPANCHEMENT

Nous éliminons de cette étude les péritonites localisées (périhépatite, périsplénite, pelvipéritonite, péritonite herniaire, pérityphlite), auxquelles le voisinage des viscères intéressés donne une physionomie spéciale. Elles se présentent généralement sous la forme d'une poche enkystée mono ou multiloculaire renfermant un liquide séreux ou purulent (Marfan). Nous ne nous occuperons ici que des péritonites généralisées.

Quelques auteurs ont considéré de nombreuses variétés. Boulland avait pris comme base de sa classification l'évolution du tubercule dans la séreuse péritonéale ; il décrivait une forme miliaire correspondant à la granulation grise ; une forme ulcéreuse qui apparaît quand la dégénérescence caséeuse a commencé ; enfin une forme fibreuse, quand le tubercule évoluant vers la guérison subit une transformation fibro-caséeuse. A cette classification suffisante au point de vue médical, elle est basée sur l'évolution clinique, on a reproché d'être incomplète au point de vue anatomo-pathologique, car telle forme se transforme facilement en telle autre ; elle a été longtemps respectée. Aldibert a proposé une classification anatomo-pathologique très ingénieuse, d'un très grand intérêt, éclairant singulièrement le pronostic post-opératoire ; l'intervention chirurgicale n'avait pas été heureuse dans toutes les formes de péritonite tuberculeuse et cette classification était d'une très grande utilité ; elle établissait entre les formes de la péritonite tuberculeuse des séparations tranchées ; mais certaines de ses observations pourraient figurer dans un groupe aussi bien que dans l'autre, parce que les lésions dont elles font mention étaient multiples, variées et à des degrés différents. En clinique, le problème gagne à être simplifié. Marfan, Jalaguier admettent une forme miliaire aiguë et une forme chronique (ascitique, ulcéreuse, fibro-adhésive (Jalaguier), ascitique pure, fibro-caséeuse, avec ou sans ascite, fibro-adhésive (Marfan).

Nous nous plaçons au point de vue des indications opératoires telles qu'elles sont comprises aujourd'hui, telles qu'elles nous intéressent ; il nous paraît possible, pour le besoin de notre cause du moins, de réduire ces formes complexes ; c'est dans l'étude des contre-indications, que les variétés ascitiques anciennement étudiées pourront apparaître ; c'est dans l'exposé du manuel opératoire que l'on aura à envisager les formes ulcéreuses, adhésives, etc., et en tenir compte pour interpréter les modifications plus ou moins durables attendues de la laparatomie. Ainsi, pour nous, sans prétention aucune à classification, mais uniquement pour simplifier notre étude : la séreuse pariétale comme la séreuse viscérale est recouverte de granulations tuberculeuses, souvent isolées comme un semis à la surface du péritoine et provoquant un épanchement plus ou moins abondant : forme *ascitique* ; il se produit en même temps des fausses membranes qui cloisonnent quelquefois l'épanchement en plusieurs poches isolées ; — les granulations tuberculeuses en irritant le péritoine ont provoqué la production de fausses membranes qui relient les anses intestinales et le grand épiploon en une masse irrégulière adhérente à la paroi abdominale ; dans ces formes membraneuses plastiques, il se produit souvent des foyers de suppuration enkystés dont le volume est parfois considérable : forme *membraneuse* ; l'ascite n'existe pas seulement dans la forme ascitique, la suppuration n'appartient pas seulement aux formes membraneuses ;

maintenant, que le liquide soit citrin, sanguinolent, séro-
purulent, purulent, même chyleux (Mme Pelée, Letulle,
Secretan), y a épanchement : *péritonite avec épanchement.*

On trouve dans un aperçu de certains points de l'*étiologie*
l'explication de la durée variable de la guérison amenée par le
traitement chirurgical. Il n'existe qu'une seule cause de péritonite tuberculeuse : la pénétration du bacille de Koch dans le
péritoine par des voies multiples et d'importance variable ;
pour les uns, l'intestin ulcéré est la porte d'entrée habituelle
(Kœnig) ; pour d'autres la tuberculose intestinale serait rarement la cause de l'infection (Marfan) ; l'altération de la muqueuse n'est pas nécessaire, les bacilles peuvent pénétrer à
travers une muqueuse saine (Dobroklonski). On a incriminé la
dégénérescence caséeuse des ganglions mésentériques (Lannelongue, Lejars) ; une autre voie suivie par le bacille serait
celle des organes génitaux ; chez l'homme : tuberculose de la
prostate ou des vésicules séminales causée elle-même par
l'infection de même nature de l'épididyme ; chez la femme :
salpingite tuberculeuse, tuberculose des annexes. Vierordt
relate l'histoire d'une enfant atteinte de péritonite chez laquelle
apparut un épanchement vaginal ; l'examen bactériologique
montra de nombreux bacilles de Koch. Par la circulation lym-
phatique du diaphragme, la pleurésie peut survenir dans le
cours de la péritonite, réciproquement celle-ci peut succéder à
la pleurésie ; d'après un statistique de Kœnig, la tuberculose
pleurale fait défaut dans la moitié des cas de péritonite. Enfin
le bacille atteint la séreuse par la circulation sanguine. La
virulence du bacille est grande, la résistance de l'organisme
attaqué, faible, il en résultera une tuberculose aiguë ; les
conditions sont inverses, on aura une « bacillemie légère ».

Les causes ordinaires sont celles de la tuberculose en général : surmenage, alimentation défectueuse (lait et viande de
vaches tuberculeuses), alimentation insuffisante, chagrins, pri-

vation d'air et de soleil, encombrement. J.-J. Rousseau avait saisi cette raison : « Plus les hommes se rassemblent, plus ils se corrompent. Les infirmités du corps ainsi que les vices de l'âme sont l'infaillible effet d'un concours trop nombreux. L'haleine de l'homme est mortelle à ses semblables ; cela n'est pas moins vrai au propre qu'au figuré » *(Emile)*. La péritonite tuberculeuse est survenue à la suite d'un traumatisme (obs. Telmouche, Biat, Lucas-Championnière) ; chez les brightiques, les cirrhotiques, les cardiaques, l'ascite produit de l'irritation péritonéale, cause d'éclosion de tuberculose (Lancereaux, Garandeaux). On l'a rencontrée dans l'alcoolisme, le saturnisme, la syphilis, la fièvre intermittente, le rhumatisme, à la suite de la fièvre typhoïde ; l'énumération de ces états morbides montre qu'il serait malaisé d'évoquer un antagonisme influent sur le processus scléreux On note souvent l'absence d'antécédents héréditaires.

Le maximum de fréquence se trouve entre 20 et 30 ans ; de 30 à 50, elle serait moitié moins fréquente ; Laënnec, dans son traité d'auscultation, cite deux observations de 60 à 66 ans ; Maleval (1894), quelques cas de vieillards de 70 à 73 ans ; plus commune chez la femme que chez l'homme, Maleval prétend qu'elle est rare chez l'enfant et n'en rapporte que 92 cas sur près de 6.000 enfants entrés à la Charité de Lyon, pendant plusieurs années; avant six ans, elle serait l'exception; M. Brault, d'Alger, a opéré une petite fille de 5 ans (obs. XVI). Cette notion d'âge a son importance ; le passé pathologique de l'homme âgé, dont les habitudes, les conditions hygiéniques, les maladies accidentelles, les intoxications ont, dès longtemps, modifié l'organisme, met souvent obstacle à une guérison définitive.

Il existe trois *modes de début :* 1° début lent et insidieux sans symptômes bien nets (Grisolle) ; 2° début fébrile aigu avec phénomènes péritonéaux (Hemey) ; 3° début fébrile aigu

2

sous forme de phtisie générale suivie de localisation rapide
sur le péritoine. Le ventre augmente de volume, graduelle-
ment, lentement, avec douleur ou sans que le sujet en soit
incommodé. Quand la douleur existe, elle est accrue par la
percussion, la palpation ; la paroi abdominale est quelquefois
si distendue que le malade, par refoulement du diaphragme,
est en proie à une dyspnée nécessitant une intervention rapide.
La percussion de l'abdomen donne un son clair dans toute
l'étendue ou bien sonore en certains points et mat en d'autres ;
elle forme la matité en damier. Si le liquide est très abondant
(jusqu'à 18 litres), la matité occupe les parties déclives de
l'abdomen et sa limite supérieure est une ligne courbe à concavité supérieure, sorte de croissant. Cette ligne se déplace
dans les mouvements du sujet. Il y a une fluctuation manifeste.
Si la péritonite est enkystée on sent une masse dure, inégale,
peu fluctuante, un peu mobile, siégeant presque toujours dans
l'un ou l'autre hypocondre, surtout dans celui de gauche ;
l'ascite, tout en donnant la sensation de flot, ne semble pas
libre dans la cavité abdominale et la matité qui la révèle ne se
déplace pas quand le malade change de position ; cela indique
qu'il y a des cloisons néo-membraneuses. Souvent on voit une
circulation abdominale supplémentaire et de l'œdème des parois
abdominales et des membres inférieurs ; cet œdème apparait
après l'ascite.

La diarrhée survient très souvent dès le début, quelquefois
dans le cours de la maladie ; elle peut être sanguinolente, elle
n'est pas toujours persistante, elle s'arrête et alors elle est
suivie de constipation. Les vomissements ne se constatent pas
dans toutes les péritonites tuberculeuses, on les rencontre plus
fréquemment dans la forme sèche, ils se manifestent surtout à
l'occasion de recrudescences inflammatoires, ils sont chez
l'enfant d'une extrême rareté. Enfin les symptômes généraux
de tuberculose se joignent aux symptômes locaux : amaigris-

sement, aspect anémique du visage, sueurs nocturnes, fièvre, en un mot tous les signes de tuberculose se pressent également dans la péritonite bacillaire.

La *marche* est continue, progressive dans la plus grande majorité des cas, mais il n'est pas rare de voir la maladie débuter par un état aigu et présenter des rémittences et des poussées successives. Un point capital à retenir dans la marche de la maladie, c'est qu'elle reste le plus souvent, au début, une tuberculose purement locale ; elle est une complication rare de la phtisie pulmonaire avérée et lorsqu'on observe des malades atteints de péritonite tuberculeuse, on ne rencontre pas toujours des lésions pulmonaires.

Le *pronostic* de la tuberculose du péritoine *a été considéré fatal tant que cette maladie a dépendu de la médecine ;* pour Grisolle, Aran, Guéneau de Mussy, Siredey, Danlos, la mort était l'aboutissant constant des affections tuberculeuses du péritoine, elle arrivait du 4e au 6e mois ; les limites extrêmes étaient de deux mois à deux ans, les malades finissaient toujours par succomber aux progrès de l'affection, la terminaison funeste était hâtée par quelques complications. L'occlusion intestinale peut survenir à toutes les périodes de l'évolution et nécessiter une intervention d'urgence. Des chirurgiens, Poncet, Le Bec, Montgoméry, Knaggs, Lucas-Championnière, Richelot, Lejars, Routier, etc., ont eu occasion d'intervenir dans ces conditions.

Le *diagnostic* n'est pas toujours très commode à établir ; lorsque les fausses membranes cloisonnent l'épanchement en plusieurs poches isolées, la péritonite tuberculeuse est confondue avec une tumeur abdominale, surtout avec un kyste de l'ovaire ; en bien des cas l'autopsie a montré que ce que que l'on avait pris pour une cirrhose atrophique, que ce que l'on croyait une grossesse n'était autre qu'une tuberculose péri-

tonéale. L'amaigrissement, la diarrhée, sont les deux symptômes qui se montrent le plus constamment ; mais comme ils
appartiennent à une foule de maladies, à eux seuls, ils n'ont
pas assez de valeur pour permettre un diagnostic ; si le sujet
est porteur d'autres manifestations tuberculeuses, l'examen
microscopique démontrant la présence du bacille tranchera la
difficulté. L'ascite est commune à toute tumeur du petit bassin,
la douleur a encore moins de valeur, les troubles généraux
n'ont rien de spécifique. Nous nous contentons d'énumérer les
nombreuses affections qui ont prêté à confusion, les symptômes propres à chacune d'elles permettront très souvent d'éviter
l'erreur ; les affections médicales, surtout celles à caractères
particuliers qu'une grande attention et l'habitude du malade
grouperont, affirmeront le diagnostic : grossesse (chez une
malade, on crut à une grossesse et on pratiqua l'opération
césarienne (obs. Thouret, *in* Tapet) — développement simple
du ventre — tympanite — carreau — certaines tumeurs du
foie, de la rate — syphilis viscérale — kyste de l'ovaire
— cirrhose — péritonite chronique simple, alcoolique, can-
céreuse) rhumatismale — fièvre typhoïde — tuberculose des
organes génitaux — kyste du mésentère — maladies kystiques
du péritoine, — ascite essentielle.

Kœnig, en 1884, Démosthène, au Congrès de chirurgie de
1880, exigeaient le diagnostic précis avant toute intervention.
Les idées se sont un peu modifiées depuis ; sous prétexte que
l'antisepsie permet bien des hardiesses, il ne faut pas négliger
la clinique, mais, d'un autre côté, quand un examen répété,
attentif, minutieux, ne découvre aucun signe pathognomonique,
quand plusieurs hypothèses se disputent la prédominance, il
n'est pas rationnel d'attendre l'apparition du symptôme
éclaireur pour se décider à intervenir.

Depuis 1884, 1880, les tentatives que l'on a faites pour des formes à succès opératoire réputé douteux ont été heureuses, et plus encore qu'alors la laparatomie reste un élément précieux de diagnostic. Mais c'est comme élément de traitement que nous l'étudions. Voyons d'abord les méthodes diverses que l'on a proposées et celles qu'on essaye de lui substituer.

III

MÉTHODES DIVERSES DE TRAITEMENT

La péritonite tuberculeuse est curable ; elle est restée longtemps sous la dépendance de la médecine ; quand elle a été
regardée comme étant essentiellement du ressort de la chirurgie par les nombreux succès obtenus, ses résultats ont reçu
des interprétations différentes ; autant de raisons pour donner
lieu à des méthodes variées de traitement, procédés quelquefois conformes à l'interprétation de la guérison et aveugles
souvent.

Debove (1890) a érigé en méthode générale de traitement la
ponction suivie d'un lavage à l'acide borique. Brühl, Mathis,
Monnier, se font les défenseurs de ce mode de traitement, que
Cecherelli avait déjà recommandé au Congrès de Bologne,
en 1889. Ce procédé lui a donné au moins un succès. Dans
cette méthode, le lavage serait le seul agent curateur au même
titre que la ponction ; la ponction a été surtout une opération
préliminaire, souvent un moyen de diagnostic ; dans un certain
nombre d'observations (XVII Schwartz, XXXIX Maurange), il
est spécifié qu'après plusieurs ponctions inutiles, on s'est décidé
à la laparatomie, qui a amené la guérison. Les chirurgiens se
sont élevés contre cette ponction et ont présenté des objections multiples. Elle est insuffisante, parce qu'elle ne peut atteindre, ne peut évacuer les fausses membranes, les dépôts de
fibrine, les exsudats ; elle est aveugle, parce qu'elle offre la
possibilité de blesser l'épiploon, l'intestin, un vaisseau impor-

tant ; car le grand épiploon, l'intestin sont souvent adhérents par places à la paroi, et une couche abondante peut masquer ces adhérences. Qu'aurait produit la ponction dans les deux cas que l'on cite de blessures de l'intestin à l'incision de la paroi, dans celui que nous donnons (Obs. X) d'ouverture de la vessie ? on aurait été obligé de faire une laparatomie forcée, dans des conditions bien moins avantageuses que si on s'était décidé à l'intervention radicale dès le début. Routier la condamne d'une façon absolue, « nous la proscrivons au même titre que pour les kystes de l'ovaire ». Elle offre aussi la possibilité de déterminer des phénomènes septiques généraux, alors que l'affection était localisée, ou la suppuration après la ponction, d'un exsudat primitivement séreux (cas de Potain, cité dans Pic, Obs. XIII) ; Mlle Lichtermann (Thèse Paris, 1890, 7 observations, dont 4 ponctions réitérées ; mort). Elle est appelée à rendre service sous la réserve d'une laparatomie ultérieure.

Kirmisson et *Pinard*, au Congrès de la tuberculose en 1891, ont exposé une autre méthode ; elle consiste à faire dans le péritoine une série d'injections de sérum de chien. Dans le seul cas où cette méthode fut employée, la guérison s'ensuivit ; l'enfant avait été aussi laparatomisé ; la récidive survint, et le cinquième jour après la première opération, on commença la série d'injections qui produisirent la guérison ; une grande part du résultat revient sans doute à la laparatomie antérieure ; on peut toujours retenir l'efficacité des injections de sérum... de chien ou artificiel dont la nécessité se fait quelquefois sentir au cours de l'opération.

Whitier a proposé le drainage permanent pour remplacer la laparatomie ; voici le cas qui l'a amené à cette méthode : il avait ponctionné trois fois sans succès une ascite tuberculeuse, il pratiqua alors une incision médiane sur l'abdomen, y plaça un gros drain à frottement, adapta à ce drain un large tube en caoutchouc ; ce tube, par son extrémité, plongeait dans un récipient à moitié rempli d'acide phénique ; grâce à ce drainage qu'il laissa un mois, il obtint une guérison complète qui persistait six mois après. Il n'est pas à espérer que cette méthode puisse se généraliser ; intermédiaire à la ponction simple et à la laparatomie, elle n'offre les avantages ni de l'une ni de l'autre.

Carvi (1892), après plusieurs ponctions, a établi le drainage permanent d'après d'Antona ; avec un trocart courbe enfoncé de dehors en dedans, puis de dedans en dehors, il pratique deux ouvertures par lesquelles il fait passer un drain perforé en divers points, les extrémités de celui-ci sont obturées par de petits bouchons de verre. Dans les deux premiers mois le liquide fut évacué une fois par jour (de 500 à 1000 grammes), puis tous les deux ou trois jours, puis enfin une fois par semaine.

La guérison fut obtenue après dix mois de ce traitement.

Ce procédé ne fera pas école ; très souvent, quinze jours, un mois après la laparatomie, les malades retournent chez eux, débarrassés de leur ascite, le ventre souple, avec des tendances sérieuses à la guérison si elle n'est pas déjà produite ; quel avantage peut offrir la méthode de Carvi? Exposer, durant dix mois, le patient à des menaces quotidiennes d'infection par ce soutirage quotidien que le malade de Carvi a pu regarder d'un œil patient et habitué, mais qui fatiguerait d'autres malades auxquels on montrerait les résultats de la laparatomie.

Casati (1896), de son côté, pratique une simple boutonnière par laquelle il introduit une mèche de gaze qu'il laisse en place pour augmenter l'action leucocytaire.

Lohlein (de Giessen) [1896] a proposé de faire l'incision dans le cul-de-sac de Douglas. Le liquide est ainsi aisément évacué ; c'est une opération plus commode et moins grave que la laparatomie et qui présente, en outre, l'avantage de permettre l'extirpation des annexes reconnues bacillaires. L'idée est séduisante.

Helmrich (1892) rapporte deux cas de la clinique de Bâle qui ont été soumis aux injections de tuberculine de Koch ; dans le premier, on avait posé le diagnostic de péritonite tuberculeuse oophorite et périoophorite chronique, salpingite tuberculeuse. L'état de la malade s'améliora tout d'abord, puis s'aggrava bien vite ; les poumons furent envahis. Mort. Le second cas, péritonite tuberculeuse avec ascite considérable, fut d'abord laparatomisé ; amélioration, le malade reprit son travail. Quelque temps après, injections de Koch ; plusieurs mois après, aucun symptôme de son affection péritonéale.

Reste à déterminer la part qui revient à la tuberculine et à la laparatomie. Ce traitement est, d'ailleurs, pour le moment du moins, complètement abandonné, ainsi que le suivant :

Schede (1893) a aussi obtenu la guérison dans trois cas d'ascite tuberculeuse en soumettant ses malades à des injections de tuberculine.

Du Cazal (mai 1897) a présenté, à la Société médicale des hôpitaux, un homme qui a été guéri d'une péritonite tuberculeuse par une injection de 8 cm. cubes de naphtol camphré après évacuation de la sérosité contenue dans le péritoine. A la suite de cette injection, le patient a vu s'améliorer les lésions tuberculeuses qu'il portait du côté du poumon.

M. *Truc* (1886), bien avant Du Cazal, avait proposé, après la ponction, à titre d'injection modificatrice, l'éther iodoformé.

Maurange, la vaseline iodoformée ; le naphtol camphré, proposé par Rendu, Berger, Guignabert, Alleaume, a été seul mis en pratique.

Rendu, après évacuation de l'acite, injecte le contenu de 5 seringues de Pravaz de naphtol camphré. Il y a une légère réaction péritonéale que Catrin pense prévenir en laissant une certaine quantité de liquide dans la cavité péritonéale. Cette méthode, employée avec succès dans 8 cas (Rendu ; 4 cas ; Berger, Catrin, Spillmann, Du Cazal, chacun un cas) a donné un cas de mort chez un enfant entre les mains de Netter. D'après Le Gendre, dans ces cas, la mort présente des accidents semblables à ceux que produit l'injection de naphtol camphré dans le péritoine de cobayes sains. L'injection de naphtol camphré, qui se comporte ailleurs comme un merveilleux modificateur des tuberculoses locales, est défendable ; elle a à son passif au moins un décès. Elle ne doit être pratiquée que si la laparatomie est refusée ; encore préférerions-nous alors le lavage avec une solution boriquée concentrée (Debove) ou simplement et mieux avec de l'eau stérilisée chaude à 48° (Gaubet, Cellier).

L'exposé de cette dernière méthode, où se pressent des substances diverses à injecter, nous offre le pendant d'une partie de notre historique : l'époque à laquelle on donnait au péritoine de l'alcool, du myrrhe, de la décoction de quinquina.

Von Mosetig-Moorhof (1893), partant de cette idée théorique que la guérison de la péritonite tuberculeuse après la laparatomie était de à l'action due l'air sur la séreuse malade, propose d'insuffler de l'air stérilisé dans la cavité péritonéale. Il cite une observation à l'appui de cette thèse ; il a obtenu un succès dans un cas où il y avait eu récidive après la laparatomie ; il avait retiré 1700 grammes de liquide. La guérison se maintenait encore cinq mois après.

Follet, de Lille (1894), relate l'observation d'une femme atteinte de péritonite tuberculeuse dans la cavité abdominale de laquelle il injecta 3 litres d'air après lui avoir préalablement retiré six litres de sérosité; le liquide ne s'est pas reproduit, l'état général s'est beaucoup amélioré et cette guérison se maintenait après huit mois ; il a répété cette opération avec succès dans 4 cas, consignés dans la thèse de son élève Lenoir.

Duran, de Barcelone (Congrès de Moscou, 26 août 1897) ne voit pas la nécessité de pratiquer la section abdominale pour obtenir la guérison; si c'est le contact de l'air qui constitue le facteur curatif de l'inflammation du péritoine, il suffira, une fois l'exsudat éliminé par la paracentèse, d'insuffler de l'air dans la cavité péritonéale de manière que toute la surface séreuse en reste comme baignée pendant un certain temps. L'insufflation pourrait être également utile dans les cas d'exsudats péritonitiques de nature simplement inflammatoire; il avait cité un cas en 1894 dans la *Médecine moderne*. En ajoutant aux cas de Follet, de Mosetig, de Duran, un cas de Nolen, nous avons en tout 7 observations avec 7 succès.

Teissier (Congrès de la Tuberculose, 30 juillet 1898) pense qu'il est possible d'admettre de la part de l'oxygène et de l'azote de l'air une influence sur la vitalité du bacille tuberculeux; il a injecté de l'azote, de l'oxygène dans le péritoine d'animaux ayant subi une inoculation intra-péritonéale de tuberculose humaine; ces injections seraient susceptibles d'atténuer, d'arrêter parfois l'infection tuberculeuse péritonéale. C'est ce qui paraît ressortir de ses expériences en cours.

La conclusion de ces derniers faits, c'est qu'il sera intéressant de voir comment tournera cette série de bons résultats quand, pour une raison quelconque, la laparatomie ne pourra être faite. Car nous ne pensons pas que la ponction suivie de lavage, d'injection modificatrice, d'insufflation d'air stérilisé, d'azote, d'oxygène puisse être érigée en méthode générale de traitement chirurgical de la péritonite tuberculeuse. Elle ne peut convenir qu'aux formes avec liquide séreux libre dans la cavité, sans adhérences, réunissant les anses intestinales entre elles ou avec la paroi; ces cas sont rares: on peut donc toujours redouter la blessure de l'épiploon, de l'intestin, d'un

vaisseau, voire même de la vessie, accident dont la gravité
est moins grande avec la laparatomie qu'avec la ponction.
D'un autre côté, si le mode de guérison, encore énigmatique
pour le moment, est dû à l'action directe de l'air ou de l'un
de ses composés, nous examinerons plus loin cette interprétation ; il faut peut-être que cette action se produise brusquement, que le péritoine, les anfractuosités que forment les
adhérences, soient comme surpris. Les déchets de l'évolution
morbide qui nous intéresse sont entraînés par la sérosité
qu'attire au dehors la grande différence de pression établie
par l'incision de l'abdomen ; le lavage les déloge de toute la
cavité abdominale ; la réaction première qui amènera le processus curateur a lieu sur toutes les parties malades dépouillées
de leur exsudat ; elles sont brusquement, largement envelop-
pées par des flots d'air ; le bain est complet. L'injection d'air,
au contraire, trouvera un milieu imparfaitement « nettoyé »
et peu propre à son influence ; les anfractuosités qui seront
baignées par l'air injecté ne le seront que progressivement
et alors que l'air introduit est déjà altéré, corrompu par le terrain que la simple ponction a peu modifié. Il faut ici une réaction brusque, aussi vive que la réaction que les anciens attri-
buaient à la tête de Méduse, aussi rapide, aussi intense que
nous la donnons à différentes modalités du mouvement : à
la lumière, à l'électricité.

La *ponction simple* n'est plus une méthode aujourd'hui ;
elle est condamnée par tous les chirurgiens sans exception ;
ses nombreux inconvénients la font tomber sous les objections
que nous avons adressées aux différentes méthodes dont elle
est le premier temps opératoire ; elle peut à elle seule entraîner
la mort (Montaz). Elle a aussi quelques guérisons à son
effectif. Nous citons, par curiosité, un dernier procédé amé-
ricain.

Anandale, d'Édimbourg, mit dans un bain un homme atteint

de péritonite tuberculeuse, le ponctionna sous l'eau et lava le péritoine ; Meyer, qui rapporte le cas à l'association américaine des obstétriciens et des gynécologistes, oublie de dire si Anandale obtint la guérison de son malade.

Nous regardions notre énumération comme achevée, notre siège était fait ; un numéro de l'*Echo médical du Nord*, qui date de quelques jours à peine, nous permet de donner une nouvelle méthode que son auteur a exposée, le 13 novembre 1898.

M. *Aussel*, de Lille, cite un cas de péritonite chronique tuberculeuse traitée successivement et sans résultat par les moyens habituels et qu'aurait guérie la radiographie. L'auteur se garde de tirer aucune conclusion d'un fait unique et il n'émet pas « la prétention de guérir la tuberculose par les rayons X » : une petite fille de 9 ans avait été ponctionnée deux fois avant d'être laparatomisée, trois fois encore après l'opération qui n'avait pas empêché le liquide de se reproduire, quoique moins rapidement ; les lésions péritonéales s'accentuaient, des masses indurées se manifestaient de plus en plus volumineuses ; on soumet l'enfant à l'action de l'ampoule de Crookes. Les séances, espacées, nombreuses, ont varié de 10 à 25 minutes de durée ; à la fin, elles ont même été plus longues ; l'ampoule a été placée de 20 à 12 cm. de distance de la partie la plus saillante du ventre de l'enfant. Le lendemain de la troisième séance, on retira 300 grammes de liquide, qui n'était plus jaune citrin, mais nettement *hémorragique*. L'ascite s'est résorbée progressivement, la paroi abdominale a repris sa souplesse, le ventre est resté un peu gros, les masses indurées ont disparu, l'état général s'est amélioré, la fillette a gagné 5 kilog.

Que penser de ce cas ? *Non ab uno disce omnes*. Une seconde laparatomie dans des conditions de ce genre a donné entre les mains de Cecherelli, Tait, Routier, Von Winiwarter, Bantok, Parker Sims, Kochs, Kelly, Alexandroff, Vheeler, Montaz,

Chrobak, des résultats durables ; elle aurait peut-être produit
la guérison due ici à la radiographie. Il aurait été curieux,
intéressant de juger de l'état du péritoine lors de l'application
de ce nouveau traitement, de voir de près si toute la surface
péritonéale était aussi criblée de granulations grises, aussi
épaissie qu'à la première laparatomie pratiquée par M. Follet.
Cecherelli, intervenant une seconde fois, parce qu'une laparatomie antérieure n'avait pas empêché le liquide de se reproduire, trouva des tubercules moins nombreux ; Routier ne vit
plus de granulations et le liquide ne contenait plus de bacilles.
Et les masses indurées que l'on palpait à travers la paroi ?
Terrillon nous dit que les affections du péritoine provoquent
une contracture secondaire des muscles de la paroi abdominale qui donne lieu à une apparence de tumeur : « c'est là un
fait bien connu et qui fait errer le diagnostic ». Schmalfuss,
Keetly ne les ont plus retrouvées sous le chloroforme. Bouilly
les a vues se résorber, ainsi que Schwartz. M. Follet, qui a
laparatomisé cette jeune fille, avait une occasion propice pour
ajouter un nouveau succès à sa méthode ; s'il a renoncé aux
injections d'air, après les ponctions réitérées, la méthode de
Debove, celle de Caubet (Cellier) étaient facilement applicables
en la circonstance ; devant l'échec successif et de la laparatomie et de ces derniers procédés, M. Aussel aurait pu attribuer alors la guérison à la seule radiographie. L'auteur nous
dit, en exposant ce cas curieux, qu'il veut simplement en rela-
ter l'histoire et qu'il n'entend absolument tirer aucune conclusion d'un fait unique ; mais la conclusion de son observation
est une profession de foi : il propose la radiographie au même
titre que la laparatomie et l'insufflation d'air, à un titre supérieur même, puisqu'il juge les rayons X capables de susciter
une phagocytose « suffisamment énergique » pour « parvenir
à vaincre un ennemi resté victorieux contre les attaques antérieures dirigées contre lui. » Cette observation étant encore

unique, il n'est pas permis d'opposer la méthode employée aux méthodes sanglantes qui ont fait leur preuve.

La recherche de nouveaux procédés de guérison, alors que la laparatomie est défendue par ses statistiques, affermit un peu les opinions de ceux qui emploient la méthode que nous examinons la dernière.

L'*expectation* est patronnée par ceux qui ont une confiance aveugle en la nature « *medicatrix optima* » et qui font du platonisme médical ; la péritonite tuberculeuse, particulièrement la forme ascitique, a une tendance naturelle à la guérison ; les cas en sont si nombreux qu'on serait en peine de les citer et ils comptent sur cette évolution favorable. Bien que les anciens cliniciens considèrent la tuberculose du péritoine comme une maladie grave se terminant fréquemment par la mort (Boulland), le « *medicus naturæ minister* » voit quelquefois l'ascite, après avoir subi quelques fluctuations, disparaître définitivement, de véritables néoplasmes se résorber. La péritonite tuberculeuse est susceptible de guérir spontanément et ils attendent l'ouverture spontanée à l'ombilic ; la peau s'amincit, le contenu purulent ou caséeux s'évacue. Gauderon, dans sa thèse (1876), cite huit cas de guérison après ouverture spontanée de la cicatrice ombilicale (2 fois seulement évacuation suivie de mort) ; la guérison se ferait du vingtième au trentième jour.

Cette tendance à l'ouverture est loin d'être absolue ; dans les cas où elle se produit, elle est souvent suivie de la production d'un trajet fistuleux particulièrement rebelle au traitement ; mais dans des cas heureux elle s'oblitère, telles sont les observations de Siredey, Comby, de Hochaus, de Landouzy et celle plus récente de Gluck. Ce sont là des cas exceptionnels qui n'ont d'autre intérêt que leur rareté.

Les médecins devraient être pénétrés de cette conviction que la péritonite est une affection justiciable d'un traitement chirurgical; ils ont fait faillite ici; le bistouri n'est plus seulement l'*ultima ratio*; il obéit à des indications, plus précises, de jour en jour. Opposons vite une petite statistique avant de passer aux explications d'ensemble qui suivront. Yarochenski, des recherches faites dans le but de déterminer la mortalité avec le seul traitement médical, croit pouvoir conclure qu'elle s'élève de 40 à 55 0/0, tandis qu'elle serait abaissée à 4 0/0 par le traitement chirurgical. Ces chiffres n'ont sans doute pas de valeur absolue, mais ils confirment l'opinion qui se dégage des différentes discussions des Sociétés médicales, chirurgicales; même les plus sceptiques devraient être gagnés à l'intervention chirurgicale devant l'insuffisance habituelle de la médecine interne et les résultats surprenants du traitement chirurgical. Nous croyons que l'étude de la statistique a sa place marquée là; nous l'abordons.

IV

STATISTIQUE

Il n'est peut-être pas de statistique qui offre autant de sincérité que la statistique du traitement chirurgical de la péritonite tuberculeuse ; elle a demandé de longues années à être dressée. Les chirurgiens, au début, avaient comme besoin de s'encourager eux-mêmes, surtout devant le mystérieux de la guérison, et pour légitimer leur intervention, pour savoir si le manuel proposé, réputé périlleux, pouvait être généralisé, ils ont apporté dans l'exposé de leurs faits une grande impartialité. Si la méthode a été reçue avec le cas de Spencer Wells, elle ne s'est pas imposée d'un seul trait, à grand fracas, comme certains traitements révolutionnaires sur lesquels on se jette avec fièvre et qu'on veut à tout prix garantir les meilleurs ; les statistiques sont alors confectionnées avec âme, mais souvent aussi avec une exactitude douteuse. Ici, les chirurgiens ont apporté tous leurs cas, bons ou mauvais, alors qu'on a souvent la tendance de laisser dans l'oubli les cas malheureux et de ne publier que ceux qui ont donné des résultats satisfaisants. Il a été possible à quelques-uns de surveiller les suites de l'opération ; ils ont donné ainsi des statistiques inattaquables. Voici un tableau d'ensemble ; nous donnerons après des détails complémentaires, empruntés à M. Roersch, assistant à la clinique chirurgicale de Liège, qui a publié une statistique bien imposante.

AUTEURS	OBSERVATIONS	SUCCÈS OPÉRATOIRES	MORTS
MM. Truc, 1886	11	9	2
Kummel, 1887 . . .	30	28	2
Audry, 1887	63	55	8
Carré, 1888	11	9	2
Maurange, 1889 . . .	71	64	7
Lindfors, 1889 . . .	109	101	8
Kœnig, 1890	131	107	24
Aldibert, 1892 . . ⎱ Rœrsh, 1893 . . . ⎰	358	70 0/0	23 0/0
Margarucci, 1896 . .	?	85 0/0	15 0/0
Yorockinski, 1896 . .	?	96 0/0	4 0/0
Recueillies 1898	65	57	8 ⎱ 1 post. op. 7 après 2, 4, 5, 6 mois ⎰
Total ⎰ Rœrsh. . 358 ⎱ ⎱ — . . 65 ⎰	423	72,80 0/0	? ?

Des 358 opérés de Roersch, 253 sont sortis avec la mention guéri (70 0/0). Chez 119 (34 0/0), la guérison a été constatée après plus de six mois. Chez 79 (22 0/0) après plus d'un an, et chez 53, c'est-à-dire 15 0/0 des cas opérés, après plus de deux ans ; et, parmi ceux-ci, il en est comme ceux de Spencer (vingt-sept ans), Schucking (quinze ans), Czerny (quatorze ans), Routier (douze ans) et beaucoup d'autres qui démontrent que ces guérisons sont définitives.

83 cas se sont terminés par la mort, dont 20 quelques heures ou quelques jours après l'opération, 9 d'épuisement ou de collapsus, dont un avec fistule intestinale, tous se rap-

portant à des cas très graves, à des interventions tentées sur
des malades déjà fortement épuisés ; 1 des progrès d'une péritonite bacillaire aiguë, 10 de péritonite septique. Les 51 autres
sont morts après un temps plus ou moins long variant de
quelques semaines à dix-huit mois et même deux ans. Pendant
ce temps beaucoup ont été fortement améliorés ou guéris et
n'ont succombé qu'aux progrès d'une affection concomitante
ou intercurrente ; 12 ont succombé à une tuberculose généralisée ; 2 aux progrès de leur affection ; 5 à la tuberculose
intestinale ; 4 à la méningite tuberculeuse ; 12 au marasme,
dont 8 avec fistule stercorale post-opératoire ; 2 à une maladie intercurrente ; dans 17 cas la mort n'a pas été mentionnée.
On fait ici abstraction des états stationnaires ou des améliorations sur le sort ultérieur desquels on n'a aucun renseigne-
ment.

Ces chiffres sont évidemment inférieurs à la réalité ;
parmi les malades sortis guéris, il en est beaucoup qui n'ont
pas été suivis et qui seraient venus augmenter la liste des
guérisons définitives ou des morts. Nos deux derniers cas
personnels sont récents et nous ne pouvons les classer qu'au
nombre des améliorations.

En somme, *même en mettant toutes les morts ultérieures sur
le compte de l'opération,* on n'arrive guère qu'à une mortalité de 23 0/0. Sans chercher à exagérer la valeur des statistiques qui comportent des cas très différents et qui appartiennent à des chirurgiens divers, on ne peut nier cependant
les conséquences grossières qui s'en dégagent. Il reste acquis
que l'opération n'entraîne, par elle-même, qu'une faible mortalité ; sa gravité diminuera sans doute encore. Malgré les
réserves de Künster, Lohlein, Speeth, il faut s'incliner devant
ce fait matériel qu'il est impossible de mettre en doute l'efficacité du traitement chirurgical de la péritonite tuberculeuse.
Nous passons aux observations.

V

OBSERVATIONS

Premier Groupe

*Nulla autem est aliá pro certo noscendi
viá, nisi quam plurimas et morborum
et dissectionum historias, tum aliorum,
tum proprias collectas habere et inter se
comparare...*   Morgagni.

Nous répartissons nos observations en trois séries. A la première série appartiennent des observations récentes de laparatomie pour péritonites tuberculeuses qui n'ont pas encore été groupées ; parmi elles nous trouvons un cas où la vessie a été ouverte (obs. X). Bien que l'erreur classique de Spencer Wells soit citée partout, nous la rapportons *est hic locus*.

OBSERVATION PREMIÈRE

Spencer Wells (cité par Kummel, *in* Maurange.)

En 1862, Spencer Wells, pensant avoir affaire à un kyste de l'ovaire, fit une laparatomie et se trouva en présence d'une péritonite tuberculeuse. Cette malade vivait encore 25 ans après l'opération. M. Debove, en 1889, c'est-à-dire après 27 ans, nous a appris que la santé continuait à être excellente. Ce cas est le plus remarquable que l'on connaisse.

OBSERVATION II

RICHELOT (28 juillet 1891, *Union médicale*.)

Une femme de 30 ans m'est envoyée de Seine-et-Marne, au mois de février 1890. Elle est mariée depuis 11 ans, n'a pas eu de grossesses et se dit malade depuis une année. L'abdomen a grossi peu à peu jusqu'au mois de janvier 1890, si bien que son médecin, croyant à un kyste de l'ovaire, a fait une ponction et a tiré du liquide. Comme elle a toujours des « coliques », elle vient à Paris. La femme est maigre, sèche, le ventre est absolument plat, la palpation et le toucher sont douloureux et révèlent un peu d'empâtement sur les côtés de l'utérus, mais ne fournissent aucun diagnostic précis. Avec les renseignements qu'elle me donne sur le « kyste » ponctionné qui siégeait à gauche et montait jusqu'au voisinage de l'ombilic, je suppose une lésion des annexes, peut-être un kyste parovarien ou un hydrosalpinx.

L'intervention est retardée par une bronchite légère qu'elle pense avoir contractée pendant son voyage. La toux est sèche, fatigante ; il y a un peu de fièvre et en même temps je découvre un point de pleurite sèche avec submatité bien circonscrite à la base du poumon gauche. Bien soignée pendant huit jours, elle se calme et tousse à peine, mais on trouve encore, au moment de l'opération, quelques râles disséminés, et la submatité n'a pas disparu.

Laparatomie le 5 mars ; une courte incision sous-ombilicale me montre un péritoine farci de granulations tuberculeuses confluentes ; il y en a partout, sur le péritoine pariétal, sur tout l'intestin, sur l'utérus, les trompes, la vessie ; en outre, un liquide louche, laiteux, puriforme. Aucune trace de tumeur. Je fais un lavage prolongé à l'eau bouillie, j'essuie avec soin les anses intestinales et le petit bassin, j'entraine quelques flocons pseudo-membraneux et je ferme le ventre.

Les suites furent d'une simplicité extrême, sans élévation de température ; bien plus, la toux, qui avait déjà grandement diminué, cessa complètement et la sensibilité abdominale disparut. Les signes stéthoscopiques eux-mêmes furent promptement modifiés et c'est à peine si, au bout d'une quinzaine de jours, se retrouvait la zone de submatité. A la fin du mois de mars la malade était sur pied et retourna en Seine-et-Marne.

Il y a aujourd'hui plus de seize mois que l'opération est faite. J'ai des nouvelles toutes récentes : l'opérée travaille aux champs, prend part aux noces de son village et nous écrit des lettres où elle s'applaudit de son brillant appétit et de sa bonne santé.

OBSERVATION III

COUDTIN (in Soc. Ch., avril 1893)

J'ai fait la laparatomie à une femme de 47 ans, atteinte de péritonite tuberculeuse. Le ventre était devenu très volumineux ; une ponction retira 15 litres d'un liquide sanguinolent. Un mois et demi après la ponction, le liquide s'étant reproduit, je pratiquai la laparatomie. Je trouvai le péritoine viscéral et parietal épaissi ; le rebord du foie et de la rate était recouvert de petits corps durs donnant la sensation de grains de semoule. La toilette du péritoine fut faite à l'aide d'éponges imprégnées d'eau phéniquée forte. Depuis l'opération la malade est guérie.

OBSERVATION IV

PICQUÉ (in eddem)

J'ai opéré dans les mêmes conditions et avec un égal succès une malade atteinte de péritonite tuberculeuse ; chez elle il y avait des antécédents caractérisés par des lésions pulmonaires manifestes. La laparatomie fut faite au mois d'août dernier; l'ascite fut évacuée et le péritoine nettoyé à l'éponge. Au bout de 15 jours la malade quittait l'hôpital. Depuis, le liquide ne s'est pas reproduit et l'état général est redevenu meilleur.

Observation V

Bouilly (*in* Soc. Ch., octobre 1893)

Il s'agit d'une jeune fille de 18 ans, qui, depuis quelques mois, avait vu grossir son ventre, sans retentissement sur l'état général. On crut à un kyste de l'ovaire et la laparatomie, après évacuation d'un liquide trouble, montra l'existence de lésions tuberculeuses généralisées ; les ovaires, les trompes étaient tapissés de granulations confluentes, et d'un côté, il existait une salpingite suppurée. Les suites opératoires ont été simples et j'ai eu plus tard l'occasion de revoir la malade dont la santé est actuellement très satisfaisante.

Observation VI

Bouilly (*in eddem*)

Il s'agit également d'une jeune fille, âgée de 22 ans, qui m'avait été envoyée pour être opérée d'un kyste de l'ovaire et chez laquelle je fis le diagnostic de péritonite tuberculeuse à forme ascitique avec lésions bilatérales des annexes. La laparatomie permit de constater des lésions tuberculeuses du péritoine et des annexes de l'utérus avec une salpingite suppurée d'un côté, comme dans le cas précédent et un semis de granulations sur le péritoine pariétal et viscéral; la laparatomie a donné un excellent résultat.

Observation VII

Richelot (*in* Clavier, 1895)
Ascite chez un tuberculeux. — Laparatomie à la cocaïne. — Guérison.

Mlle R..., 22 ans, tuberculeuse, d'une maigreur squeletti-
que depuis son enfance. Tousse et crache. A l'auscultation, on
découvre des lésions avancées, des cavernes à gauche. Depuis
plusieurs mois, elle a une ascite énorme. Le ventre est gros,
distendu, plus que dans une péritonite tuberculeuse ordinaire ;
néanmoins, diagnostic ; péritonite tuberculeuse. Les lésions
pulmonaires, l'aspect chétif, la distension du ventre, le mauvais appétit, la diarrhée qui survient quelquefois, constituent un
ensemble de symptômes bien alarmants. A cause de l'état des
poumons, M. Richelot refuse d'employer le chloroforme. Il a
recours à la cocaïne.

Laparatomie le 15 octobre 1893. Une seringue de Pravaz
d'une solution de cocaïne à 2 0/0 ; pas traces de granulations
tuberculeuses sur tout ce que M. Richelot a pu voir de péritoine ; la petitesse de l'incision n'a pas permis de tout
explorer.

Bronchite les jours suivants ; 38 à 39° ; pouls, qui était fré-
quent, redevient normal au bout de 4 ou 5 jours ; la température tombe ; la malade se remet à manger. Le ventre est souple,
indolent, non ballonné et fonctionne bien.

Juillet 1894. — La malade a toussé encore depuis l'opération, mais de moins en moins ; son état s'est amélioré peu à
peu. Elle vient à Paris en juillet. Elle a une mine superbe et a
beaucoup engraissé, à ce point que M. Richelot ne la peut
reconnaître. La toux est petite. Les signes stéthoscopiques persistent en partie.

Juin 1895. — Santé en apparence excellente ; tousse toujours un peu ; à l'auscultation, des râles qui ont diminué depuis l'opération, mais persistent néanmoins. Le ventre est en parfait état. Il y a lieu d'espérer que cette forme lente et chronique de tuberculose pulmonaire finira par guérir.

Observation VIII

M. Poucel (Bartoli, interne)

M. C.., femme âgée de 22 ans, mariée depuis 4 mois, entrée hôpital Conception, Marseille, 4 mai 1896.

Antécédents héréditaires : Père et mère en vie, bien portants; aucune tare tuberculeuse.

Antécédents personnels : Jamais de maladies antérieures. Constitution frêle. Réglée à 18 ans d'une façon irrégulière.

Début de la maladie : 4 mois avant son mariage, augmentation de volume du ventre, pas de douleurs, légère constipation, pas beaucoup d'appétit, ni fièvre, ni toux. L'augmentation de volume de la paroi abdominale devient, à un moment donné, si accentuée, qu'il y a gêne de la respiration avec dyspnée intense. Un médecin appelé juge la paracentèse urgente ; issue d'un liquide jaune citrin, évalué à une dizaine de litres environ. Ces phénomènes s'étaient vivement manifestés trois mois après le début apparent de l'augmentation du ventre.

Trois mois après, nouvelle ponction à la suite des mêmes phénomènes respiratoires ; issue d'une quantité à peu près égale de liquide citrin. Pas d'amaigrissement sensible ; pas de toux, ni de fièvre.

A son arrivée à l'hôpital, deux mois après la deuxième ponction : ventre étalé de batracien, paroi abdominale lisse, quelques veines rares apparentes, rien de particulier à la palpation. Percussion : zone de matité remontant à un travers de doigt au-dessus de l'ombilic ; courbe à concavité supérieure.

Déplacement de cette zone mate en faisant varier la position de la malade, sensation de flot très nette. Le toucher vaginal ne révèle rien de particulier. Règles absentes depuis le début de la maladie. Respiration normale ; à la base gauche, un peu de submatité à la percussion avec diminution des vibrations dans l'étendue de trois travers de doigt et diminution identique du murmure vésiculaire. Pas de troubles digestifs.

Laparatomie, 12 mai 1896 ; issue d'un liquide jaune citrin évalué à 7 ou 8 litres ; péritoine pariétal tapissé de granulations miliaires rouges très confluentes dans toute son étendue avec accentuation de granulations au niveau du péritoine pelvien et des annexes. On vide la cavité péritonéale, on extirpe les annexes ; sutures à trois étages. Suites normales.

La malade quitte l'hôpital le 29 mai 1896 ; pas de trace de liquide péritonéal à la percussion, alors qu'antérieurement le liquide s'était reproduit très rapidement.

OBSERVATION IX

MARSH (Brit. Med. J., janvier 1897)

Marsh a pratiqué la laparatomie chez un enfant de 7 ans atteint de péritonite tuberculeuse. Il a retiré de l'abdomen du pus et lavé la cavité avec une solution de sel ordinaire très chaude. On n'a pas trouvé de ganglions malades, mais le mésentère était épaissi et raccourci, de telle sorte que l'intestin grêle était entraîné vers la partie supérieure, laissant au-dessus une grande cavité remplie par le pus. La cavité abdominale fut séchée et drainée par la partie inférieure de l'incision. La guérison a été rapide.

Observation X

Malaport (Richelot, *in* Soc. chirurgie, 17 mars 1897)

Une petite fille, âgée de 9 ans et demi, fait une chute sur le ventre, le 1er décembre 1896. Dès le lendemain, graves accidents de péritonite. Six jours après, ponction qui donne issue à 1 litr., et demi de pus ; enfin, le 31 décembre, M. Malaport fait la laparatomie médiane.

Dès le premier coup de bistouri , pour ainsi dire , la vessie adhérente à la paroi abdominale fut ouverte, puis immédiatement refermée à l'aide de trois plans de suture à la soie fine.

L'ouverture de la cavité péritonéale laisse échapper 3 litres de pus épais, bien lié et contenant des fausses membranes en suspension. Lavage avec 6 litres solution sublimé à 1/10,000. Le cul-de-sac de Douglas fut tamponné par la méthode de Mikulicz, à la gaze salolée, un gros drain dans chacune des fosses iliaques. La température oscilla pendant quelques jours, durant lesquels le foyer fut lavé à la liqueur de Van Swieten presque pure.

Le 16 janvier, la petite malade était complètement guérie.

Diagnostic : tuberculose péritonéale éveillée par le traumatisme.

Observation XI

Quénu (*in eddem*)

Femme âgée de 30 ans, pâle et amaigrie, qui présentait une tuméfaction abdominale avec épanchement dans les points déclives et météorisme dans les régions supérieures. Le diagnostic porté fut celui de kyste végétant de l'ovaire avec ascite par irritation du péritoine.

Une ponction donna issue à du pus mélangé de gaz. L'épanchement s'étant reproduit quelques jours après, laparatomie juin 1896. La masse intestinale était, avec le foie, la rate, l'estomac, cachée par une sorte de toile de nouvelle formation. Je crois qu'il s'agissait là d'une péritonite généralisée. En recherchant le point de départ de cette péritonite, je constatai également que la cavité pelvienne était obturée par un plancher de nouvelle formation passant par le plan du détroit supérieur ; il ne restait donc rien de la cavité pelvienne ; pas de salpingite. Lavage du péritoine avec du sérum artificiel. Infection secondaire due au staphylococcus albus ; incision cul-de-sac antérieur ; par là, drain secondaire.

L'état général de la malade se releva immédiatement, et je la retrouvai, au mois de septembre, en parfaite santé ; mais, en décembre, elle toussait, présentait des spasmes, une sorte d'hémiplégie ; en outre, la péritonite était réapparue.

Elle succomba, et, à l'autopsie, on trouva des lésions tuberculeuses des poumons, des méninges et du péritoine.

OBSERVATION XII

REYNIER (in eddem)

J'ai opéré dans mon service un malade que l'on avait cru, tout d'abord, atteint d'appendicite dans un service de médecine voisin ; l'ouverture de la cavité abdominale donna issue à 2 litres d'un pus stérile.

En quittant l'hôpital, le malade put se croire complètement guéri ; mais, six mois après, il me revenait porteur d'un abcès froid au niveau du crâne, et d'un point douloureux, également avec formation d'abcès, au niveau du fémur.

A ce moment, le sujet avait maigri, toussait, et nous n'eûmes pas de peine à déceler la présence de nombreux bacilles de Koch dans ses crachats ; j'avais donc eu affaire à une péritonite tuberculeuse.

OBSERVATION XIII

PAVILLON 4, n°8 (Service du D' Mondol)

Assomption C........., 30 ans, marchande de légumes, robuste, solide Espagnole, à la face colorée encore, à la musculature bien fournie. Entrée à l'hôpital le 20 juin 1897, pour se faire opérer d'un kyste de l'ovaire, abdomen distendu, parois très épaisses permettant difficilement l'examen, qui reste vague ; constipation.

Laparatomie pratiquée le 24 juin 1897 : tout autre chose qu'un kyste, péritoine lardacé au niveau de la région ombilicale ; en un point existaient deux nodosités ayant l'apparence d'un noyau tuberculeux, si adhérentes qu'on ne songea même pas à les circonscrire entre deux incisions ; liquide séreux trois litres environ, péritonite circonscrite chez un sujet sain et indemne de toute autre lésion bacillaire appréciable.

Cette intervention n'a été suivie d'aucun accident et l'opérée a parfaitement guéri. L'état général reste très bon, le liquide ne s'est pas reformé. A. C.... continue à vendre tranquillement des légumes, aux yeux ébahis de ses commères.

OBSERVATION XIV

LAFOURCADE, de Bayonne (Richelot, in Soc. chirurgic. 27 octobre 1897)

Femme de 24 ans, chez laquelle M. Lafourcade avait diagnostiqué un petit kyste hydatique du foie. Mais comme la malade était alors atteinte de bronchite, il ne l'opéra pas. Plus lard, la malade fut atteinte de douleurs violentes au niveau de la tumeur et la tumeur disparut. Plus tard encore, nouvelle poussée de péritonite avec vomissements, forte fièvre et ballonnement du ventre. M. Lafourcade pensa alors à une péritonite tuberculeuse consécutive à la rupture d'un abcès froid sous-hépatique. Il fit une ponction, retira cinq litres de pus et obtint un soulagement. Onze jours après nouvelle température de 39°. M. Lafourcade fait la laparatomie médiane, 21 jours après le début des accidents péritoniques. Il trouve une péritonite purulente enkystée, l'intestin étant protégé par une membrane tomenteuse, lavage, drainage, bonnes suites opératoires et la malade ne toussa bientôt plus.

OBSERVATION XV

DUPLAY (Hôtel-Dieu, Cl. 1898)

Jeune homme de 19 ans, valet de chambre, entré le 10 février 1898. Santé bonne jusqu'en novembre 1896. A cette époque, pleurésie droite qui a duré deux mois, demi-litre liquide évacué par ponctions. Bronchite en juin 1897 ; déjà, à ce moment, il s'est aperçu d'un certain gonflement de l'abdomen, sans douleurs, puis la bronchite et le météorisme abdominal disparurent jusqu'au mois de janvier 1898. Influenza à cette époque, nouvelle augmentation de volume du ventre avec douleur alternative, diarrhée, constipation ; le 10 février, entra dans le service de M. Vaquez, applications collodion sur le ventre, puis on le fit passer dans le service de M. Duplay.

Ventre à trois lobes, sonorité plutôt exagérée sur la ligne médiane, sonorité diminuée dans le flanc droit, submatité enduite dans le flanc gauche, pas de modifications par les changements d'attitude. Induration au niveau du flanc gauche, palpation douloureuse, pas de constatation de la présence de liquide. État général assez médiocre, température, soir, 37°6 à 38°. Aux poumons submatité et respiration rude aux deux sommets, principalement à droite, murmure vésiculaire affaibli aux bases, quelques frottements sur toute la hauteur de la plèvre. Péritonite chronique tuberculeuse.

Laparatomie, faible quantité de liquide jaune citrin. Le péritoine pariétal et viscéral était, dans toute l'étendue accessible à la vue, recouvert d'un semis de nodules tuberculeux dont le volume variait entre celui d'une tête d'épingle et celui d'un gros pois, quelques-unes atteignaient les dimensions d'une pièce de cinquante centimes. Les parois des anses intestinales étaient épaissies notablement en certains points et présentaient de nombreuses indurations nodulaires massives.

En explorant la cavité abdominale avec la main, on a pu détruire un certain nombre d'adhérences développées surtout dans le flanc gauche.

Pendant les jours qui ont suivi l'intervention, le malade a eu des selles sanglantes qui ont pris à un certain moment les caractères d'une hémorragie intestinale grave.

A part cet accident, guérison opératoire normale, sans aucune élévation thermique, et le malade est rentré dans le service de M. Vaquez, *notablement amélioré au point de vue local et général.*

Observation XVI

(Braut, d'Alger)

Félicie T..., âgée de 5 ans, entre dans le service, salle Sainte-Philomène, le 19 février 1897. Il y a de nombreux antécédents dans la famille, au point de vue de la tuberculose ; la fillette présente bien quelques signes suspects aux deux som-

mets, mais elle vient surtout pour son ventre, très gros et douloureux depuis environ deux mois.

Laparatomie sus-ombilicale le 23 février (chloroforme). La
surface du foie présente en plusieurs points des tubercules,
l'intestin est recouvert de larges fausses membranes, il y a des
symphyses intestino-épiglottiques et des soudures en plusieurs
points avec la paroi. Les pseudo-membranes cloisonnent des
loges, d'où s'échappe un liquide séreux un peu louche et légèrement sanguinolent. Exploration avec précautions, décollant
les adhérences à la paroi et effritant les parois des loges afin
de les exposer et de les vider. Après essuyage, le ventre est
refermé sans lavage, sans drainage et sans appliquer aucun
topique.

Au bout de huit jours, les fils superficiels sont enlevés. Le
ventre est redevenu indolore et souple, de tendre et douloureux
qu'il était ; la température, qui se tenait aux environs de 38°
avant l'opération, descendit et ne dépassa guère 37°. La guérison persistait, cette année 1898, un an plus tard.

OBSERVATION XVII

(Service de M. le professeur Estor)

Paul B..., âgé de 14 ans, entré à l'hôpital le 31 octobre 1898.

Antécédents héréditaires : Père et mère en bonne santé. Un
frère de 17 ans robuste ; deux autres morts en bas âge.

Antécédents personnels : Broncho-pneumonie à l'âge de
7 ans.

Début de la maladie actuelle : A la fin du mois d'août 1898,
est survenue une diarrhée persistante pour laquelle M. Grasset
a été consulté le 8 septembre ; il a trouvé à ce moment de la
pleurésie droite. Peu de temps après, le ventre a commencé à
grossir.

Etat actuel, 2 novembre 1898 : Le ventre est très développé ; 79 centimètres au niveau de l'ombilic ; périmètre thoracique 71 cent. 1|2. L'abdomen a la forme caractéristique de l'ascite ; il est mat dans toute son étendue, sauf au niveau de l'épigastre ; la matité est limitée par une ligne courbe à concavité supérieure ; la sensation de flot est des plus nettes ; éventration.

Hernie inguinale gauche avec ectopie testiculaire.

A l'auscultation rien en avant ; légère matité et diminution du murmure vésiculaire des deux côtés, à la base et en arrière ; rien en avant.

Opération, 3 novembre 1898 : Anesthésie à l'éther. Incision de 7 centimètres sur la ligne blanche, commençant 2 centimètres au-dessous de l'ombilic. Le péritoine pariétal est très épais ; dès qu'il est incisé, il s'écoule une abondante quantité de liquide ascitique jaune citrin ; on aperçoit les anses intestinales agglutinées et recouvertes d'un semis de granulations tuberculeuses. Au moyen d'une longue canule en verre, on fait passer dans la cavité péritonéale 4 litres de liquide aseptique. On met à sec avec des compresses la cavité abdominale et on ferme par trois plans de sutures : péritonéale, musculaire, cutanée. Pansement compressif.

25 novembre. — La réunion est parfaite ; le liquide ne s'est pas reproduit. Le pansement est supprimé et remplacé par du collodion iodoformé pour faire une légère compression. Le malade sort le 21 décembre 1898.

1er janvier 1899. — L'état général s'est considérablement amélioré ; plus de diarrhée, bon appétit, mais le liquide ascitique s'est partiellement reproduit. Nous ne pouvons constater que cette amélioration ; le cas est trop récent pour qu'on puisse apprécier le bénéfice que le malade a retiré de la laparotomie.

4

OBSERVATION XVIII

(Service de M. le professeur Estor).

Mathilde G..., 15 ans. Entrée à l'hôpital le 15 novembre 1898,

Antécédents héréditaires : Mère morte rapidement de pneumonie. Père mort jeune de maladie inconnue. Un frère et deux sœurs en bonne santé.

Antécédents personnels : Il y a trois ans, ulcération de la jambe droite, qui n'est pas encore cicatrisée aujourd'hui ; puis, sont survenues ensuite des ulcérations semblables au coté droit de la poitrine et à l'extrémité inférieure du bras gauche. Elle n'a jamais été réglée.

Début de la maladie actuelle en juillet 1896.

État actuel, le 21 novembre 1898 : Le ventre est globuleux, proéminent, rénitent, mat dans presque toute son étendue. La matité est limitée en haut par une ligne courbe à convexité supérieure. Par la palpation on a nettement la sensation de flot ; la matité perçue au niveau des flancs n'est pas remplacée par de la sonorité lorsqu'on fait mettre la malade dans le décubitus latéral. Les caractères cliniques sont ceux d'un kyste de l'ovaire.

État des ulcérations : Ostéite tuberculeuse, fistuleuse de la diaphyse tibiale droite, du 1/3 supérieur de la diaphyse humérale gauche, ostéite tuberculeuse de la huitième côte.

État général assez bon, bon appétit, bon sommeil. Viscères sains.

Opération, le 21 novembre : Anesthésie à l'éther ; incision sur la ligne médiane de 8 centimètres de long, partant de l'ombilic. La ligne blanche une fois sectionnée, on ouvre la cavité péritonéale, et il s'écoule aussitôt une abondante quantité de pus, environ 4 ou 5 litres. Ce pus est bien lié, homogène, couleur purée de pois. Après avoir largement lavé la cavité péritonéale à l'eau stérilisée, on met une mèche de gaze préalablement trempée dans la glycérine créosotée. On ne ferme pas l'extrémité inférieure de la plaie, de façon à laisser un passage à la mèche, et le reste de la plaie est fermé comme après toute laparatomie.

Diagnostic : Péritonite tuberculeuse suppurée. L'examen du pus, au microscope, n'a pas permis de constater la présence de micro-organismes.

Premier pansement, 7 décembre 1898 ; La plaie est très bien réunie ; il s'écoule, lorsque on a enlevé la mèche de gaze, une abondante quantité de pus, ayant les mêmes caractères que le jour de l'opération. Lavage de la cavité à l'eau bouillie ; la mèche de gaze est remplacée par un drain.

8 décembre 1898 ; Pansement, la suppuration est bien moindre qu'hier. Lavage à l'eau bouillie, puis injection par le drain de 20 centimètres cubes d'huile créosotée à 5 0/0 (1 gr. de créosote). Cette huile a été préalablement portée à 180 degrés, et le pansement a été fait aussi aseptiquement que possible.

14 décembre : La suppuration diminue toujours. Pas de fièvre. État général excellent. Injection d'huile créosotée.

20 décembre 1898 ; Le drain est tombé il y a trois jours, et la température s'était légèrement élevée. On le remet sans difficulté ce matin. Pas de suppuration.

4 janvier 1899 ; Il existe encore un trajet long de 6 centimètres et large de 4 centimètres ; la suppuration est presque tarie. Par la pression on fait sourdre quelques grumeaux. Le drain est supprimé.

État général excellent. Pas de fièvre. *L'ostéite tuberculeuse du tibia droit et de l'humérus gauche paraît guérie ;* au niveau de la huitième côte, on constate la présence de quelques gouttes de pus, mais la suppuration a beaucoup diminué.

Deuxième Groupe

A cette catégorie, se rapportent des observations qui ont permis à leurs auteurs de faire à l'autopsie des constatations qui nous intéressent au plus haut degré. Chez des malades que la laparatomie avait guéris de leur tuberculose péritonéale et qui, plus tard, ont succombé à la bacillose pulmonaire ou que toute autre affection a emportés, quelques chirurgiens ont recherché les anciennes granulations tuberculeuses du péritoine ; ils ne les ont plus retrouvées.

Observation XIX

Hofmokl (Kummel. *Arch f. Klin. Ch.*, 1888.)

Hofmokl, dans le but d'éclaircir un diagnostic douteux, fit une ponction exploratrice chez une jeune fille de 17 ans qui, huit mois auparavant, était encore bien portante. Il évacua six litres de liquide et put sentir à travers la paroi une tumeur manifeste, grosse comme le poing d'un enfant. Il fit alors la laparatomie et trouva une péritonite tuberculeuse. Le diagnostic fut confirmé par l'examen microscopique. Il obtint une réunion par première intention. La malade eut une amélioration notable tout d'abord, puis elle mourut six mois après ; il fit l'autopsie et il ne retrouva pas de *lésions en quantité notable.*

Observation XX

(Hirschberg, in Bruhl, Gazette Hop., 1890.)

Hirschberg rapporte l'observation d'une malade à qui il
avait fait la laparatomie ; l'incision permit de constater sur le
péritoine l'*existence de granulations tuberculeuses très confluentes*
dont la grosseur variait de celle d'une lentille à celle d'un
pois ; on lava le péritoine avec une solution de sublimé ; guérison opératoire. Huit mois après, la malade mourut de phtisie
pulmonaire. A l'autopsie, *le péritoine était net* et on ne trouvait plus trace des nombreuses granulations, que l'on avait
autrefois constatées.

Observation XXI

(Ahlfeld, in Bruhl. Gaz. Hop., 1890.)

Ahlfeld rapporte l'histoire d'une malade chez laquelle, dans
le cours d'une opération abdominale, on trouva le *péritoine
couvert de granulations.* La malade mourut un an et demi
après : à l'autopsie, le *péritoine était complètement uni et lisse*
et il ne restait plus trace de granulations.

Observation XXII

Docteur Picqué (in *Soc. chirurg.*, 11 octobre 1893).

La nommée X..., âgée de 30 ans, était restée bien portante
jusqu'à l'âge de 24 ans. A la suite de trois grossesses normales
qui se succédèrent alors à courts intervalles, elle remarqua
l'existence, dans le flanc gauche, d'une tuméfaction non dou-

loureuse, qui fut diagnostiquée un rein flottant, et qui persista
dans le même état pendant deux ans, ne s'accompagnant que
de phénomènes dyspeptiques et d'un amaigrissement assez
notable. Au bout de deux ans, surviennent des douleurs abdominales assez vives qui obligèrent la malade à garder le lit
pendant un mois. Quand elle voulut se lever, elle s'aperçut
que son ventre avait pris un développement considérable. C'est
ce qui l'engagea à entrer à l'hôpital Lariboisière en janvier
1893. Le diagnostic fut fort difficile, et, par exclusion, se
fondant sur la coexistence de lésions minimes des deux sommets pulmonaires, M. Picqué porta le diagnostic de péritonite
tuberculeuse. Il proposa une laparatomie exploratrice, qui fut
pratiquée le 20 avril. L'incision du péritoine fit écouler une
petite quantité de liquide séreux. Les deux feuillets du péritoine étaient recouverts d'*un semis de granulations tuberculeuses*. De plus, dans l'épaisseur du mésentère, on pouvait
sentir une *grosse masse dure et des ganglions tuberculeux*.
M. Picqué se contenta de faire des attouchements sur tout
l'abdomen avec du naphtol camphré, referma le ventre en
faisant un drainage avec de la gaze. Les suites furent simples ;
les douleurs abdominales disparurent, et la malade put sortir
de l'hôpital avec toutes les apparences de la guérison.

Deux mois après, elle entra dans le même service, pour un
phlegmon gangréneux du cou, auquel elle succomba en huit
jours.

A l'autopsie, on put constater que le péritoine ne contenait
plus de trace de liquide, que *toutes les granulations tuberculeuses des feuillets viscéral et pariétal du péritoine avaient
disparu*, et que la tumeur mésentérique avait notablement
diminué.

Troisième Groupe

Nous avons apporté un soin jaloux aux observations qui constituent ce dernier groupe. Des chirurgiens en renom ont eu la faveur de faire sur le vivant les constatations qui avaient frappé Hirschberg à l'autopsie. Ils ont eu l'occasion de rouvrir le ventre ultérieurement, de faire une seconde laparatomie pour une éventration, pour une hernie ou pour traiter une autre affection, et ils ont trouvé le péritoine guéri et sans lésions. Il y a, en tout, onze observations disséminées dans de nombreuses publications ; on ne les trouve pas dans les thèses ayant traité de la péritonite tuberculeuse ; nous avons remué ce qui a paru sur cette question ; nous donnons neuf de ces observations ; notre connaissance de l'anglais et de l'italien nous aurait permis de traduire les deux autres, si nous avions eu sous la main des journaux étrangers en plus grand nombre.

De ces observations *particulièrement démonstratives* on tirera clairement que, par la laparatomie, la *guérison* de la péritonite tuberculeuse n'est pas seulement clinique, mais qu'elle est complète aussi au point de vue *anatomique*, quelle que soit l'hypothèse envisagée pour en expliquer le mécanisme.

Observation XXIII

Cecherelli, Soc. italienne chirurg., 1889 (*in Rev. de chirurgie*, 1889.)

Garçon de 11 ans, chez lequel une ascite s'était développée lentement. Laparatomie. *Péritoine couvert de tubercules.* Lavage au thymol, pansement iodoformé. Mais au bout d'un mois l'ascite s'est reproduite. Une nouvelle laparatomie permit de voir de nombreuses adhérences entre les anses de l'intestin grêle et *des tubercules moins nombreux.*

Un mois après, le liquide avait notablement diminué, mais on constatait des signes d'induration au sommet d'un poumon. Dans les fragments de péritoine excisés lors de la première opération, tubercules histologiques ; cultures négatives. Dans les fragments du péritoine excisés lors de la deuxième opération, *les tubercules avaient disparu en certains points.* Dans deux fragments, on voyait autour des tubercules une guirlande épaisse de tissu connectif de nouvelle formation. Les cultures donnèrent des résultats négatifs.

Observation XXIV

Keetly (*in* Lancet, 1890, t. ii. Traduction personnelle.)

Maud S..., âgée de 18 ans ; a été opérée, il y a deux ans, par le docteur Venn ; elle croyait avoir une tumeur de l'abdomen. L'incision exploratrice médiane montra l'existence de tubercules du péritoine. *Chaque portion de péritoine fut vue recouverte de tubercules d'aspect et de grosseur différents.* On referma. La malade se rétablit, mais elle négligea de porter une ceinture quelconque et travailla. Une large hernie se développa dans la cicatrice, et le docteur Venn demanda Keetly pour la cure radicale de cette hernie. Le point le plus intéressant de ce cas, c'est que *la seconde opération ne laissa voir aucun signe de tuberculose péritonéale,* alors qu'à peine douze mois auparavant le même péritoine avait été trouvé recouvert de granulations tuberculeuses.

Observation XXV

Schmitz (Centralblt. f. gynæk., 1891, page 427).
(Résumée).

Une fillette de trois ans, mère tuberculeuse, voit se déve-
lopper, en quelques mois, tumeur abdominale qui s'étend en
haut 2 cent. au-dessus de l'ombilic, latéralement à 2 cent. des
épines iliaques et se prolonge en bas jusque dans le grand
bassin, prolongement dans l'hypocondre droit 4 cent., dans
l'hypocondre gauche plus petit. Cette tumeur, volume du
poing, surface lisse, consistance inégale, fluctuante et dure
par endroits, est mate dans toute son étendue. Organes abdo-
minaux et thoraciques sains ; fonctions digestives assez bonnes, état général défectueux. Laparatomie. Tumeur et feuillet
pariétal séreux parsemés de *granulations très nombreuses* de
la grosseur d'une lentille, d'aspect vitreux, saignant très facilement. Suites opératoires assez favorables, mais la plaie
s'ouvre de nouveau. Cicatrice complète et disparition tumeur
un an après l'intervention. Un an et demi après, l'enfant
atteinte de hernie abdominale est opérée par Schede à Hambourg ; celui-ci, à l'ouverture du ventre, ne trouve *plus de
traces de la tuberculose préexistante* et constate *de visu* sa
guérison complète.

Observation XXVI

Richelot (in *Un. med.* 1891 et in *Bull. Soc. ch.*, 1892).

Une jeune fille de 22 ans m'est adressée à l'hôpital Tenon,
le 27 mai 1890, comme ayant un kyste de l'ovaire. Augmentation de volume du ventre et douleurs depuis cinq ou six mois.
Matité hypogastrique due à une ascite peu abondante. L'aus-

cultation ne révèle rien d'anormal, mais il y a des troubles dyspeptiques, anorexie, gastralgie, constipation opiniâtre ; insomnie et agitation nocturne. La laparatomie exploratrice, pratiquée le 8 juin, fait sortir deux litres de liquide transparent et jaunâtre et montre la *surface du péritoine viscéral et pariétal envahie toute entière par des granulations tuberculeuses confluentes.* Lavage discret à l'eau bouillie.

Bien rétablie en nous quittant, cette jeune fille est entrée à Beaujon cinq mois plus tard ; son ventre avait grossi de nouveau. M. Labbé fit une seconde laparatomie dont elle guérit.

Il se produisit ultérieurement chez cette malade une éventration assez considérable que M. Richelot dut traiter par la cure radicale. Au cours de cette opération il constata qu'il *n'existait pas traces de granulations inflammatoires,* le péritoine était lisse, poli, d'une coloration normale ; sur la paroi, sur l'intestin, *partout, la séreuse était saine,* les anses intestinales, libres et mobiles, n'adhéraient ni entre elles ni à la paroi.

La péritonite tuberculeuse était parfaitement guérie sans qu'on puisse trop savoir par quel mécanisme.

Observation XXVII

Routier (Académie Sciences, 11 avril 1892.)

Un enfant est atteint de péritonite tuberculeuse à forme ascitique ; on pratique la laparatomie, et l'analyse du liquide démontre que les *bacilles tuberculeux y sont en quantité considérable ;* un an après, les phénomènes se reproduisent ; nouvelle laparatomie ; *il n'y a plus de granulations et le liquide ne contient plus de bacilles.* Guérison complète.

Observation XXVIII
Société clinique, 11 novembre 1892.

Lanford Knaggs rapporte qu'il a eu l'occasion d'opérer pour une hernie de la ligne blanche une jeune femme qui, *cinq ans et demi auparavant, avait subi la laparatomie pour une péritonite tuberculeuse*. Au cours de cette première opération, on avait constaté que les intestins, le mésentère et le péritoine pariétal étaient *parsemés de tubercules confluents* de consistance gélatineuse et de couleur rosée. Les symptômes péritoniques disparurent à la suite de l'intervention et la *malade redevint vigoureuse et bien portante*. Au mois d'octobre 1891, une hernie épiploïque se montra au niveau même de la cicatrice abdominale et fut opérée le mois suivant. La partie d'épiploon qui se présente sous le bistouri était saine et le péritoine pariétal était partout parfaitement lisse. Il en était de même de l'intestin grêle ; en un mot, *il ne restait pas trace de lésions constatées lors de la première intervention*.

Observation XXIX
M. Jeannel (*in* Delâfont, Toulouse, 1893)
(Résumé)

Lucie C..., 19 ans et demi, ménagère, a été laparatomisée une première fois, le 22 janvier 1891, pour une péritonite tuberculeuse généralisée à forme ascitique ; à ce moment : péritoine pariétal épaissi ; il s'écoule trois ou quatre litres de liquide ascitique clair ; on constate sur les anses intestinales et sur la surface péritonéale de *petites granulations* ainsi que de *gros tubercules* jaunes et caséeux, du volume de grains de maïs. Les franges du pavillon de la trompe sont libres, mais infiltrées de tubercules, l'ovaire est aplati par le péritoine, l'utérus est en antéflexion. On se contente de laver avec 15 litres d'eau filtrée et bouillie. Suites normales, petit abcès pariétal profond ; fistulette.

Le 20 novembre 1892, l'opérée revient dans le service avec une éventration au niveau de la cicatrice. Bon état général.

Le 8 décembre, cure radicale ; le *péritoine*, jadis couvert de granulations, est *absolument lisse et normal, l'intestin lui aussi est absolument dépourvu de granulations.* Cependant on *trouve, sur une frange épiploïque, un grain jaunâtre et dur, qui, inoculé sur un cobaye* par M. Bardier, interne du service, *donne une inoculation négative.* Les annexes, malades, sont extirpés. Suites régulières ; la malade ne se ressentait plus de sa maladie, son ventre était plat et très souple en 1893.

Observation XXX

(Bumm (*in S, ch.*, 23 octobre 1893.)

Bumm a fait deux fois, en huit semaines, la laparatomie pour une péritonite tuberculeuse ; la première fois on put constater histologiquement l'existence de toutes les *lésions tuberculeuses* classiques et bactériologiquement la présence du bacille de Koch ; la deuxième fois, au contraire, *il n'y avait plus de bacilles,* et les *tubercules,* infiltrés de cellules rondes, *étaient en voie de guérison.*

Observation XXXI

(Rœrsch, de Liége, *in Rev. chir.*, 1893.)
(Résumée).

O. M..., 32 ans. Abdomen ballonné, sensible à la pression, veines de la paroi gonflées. Diminution de sonorité aux deux

bases ; constipation, douleur ; température de 38 à 39°. Opérée pour péritonite tuberculeuse ascitique le 17 juillet 1889 ;
grande quantité de liquide jaune-verdâtre ; l'épiploon est
épaissi, infiltré de granulations ; le péritoine pariétal et viscéral est *farci de fines granulations grisâtres*. Lavage. Suites
normales.

Le 7 avril, la malade quitte l'hôpital et est complètement
guérie.

Le 10 avril 1891, la malade revient à l'hôpital, elle a meil-
leure mine, le teint est coloré, le pouls est plein, le liquide
abdominal ne s'est plus reproduit, mais comme elle a négligé
de porter une ceinture après la première opération, il s'est
développé une hernie de la ligne blanche. Opération.

Le péritoine tant viscéral que pariétal se montre absolument
lisse ; on n'y trouve plus traces de nodosités ; *la séreuse sur
toute sa surface a repris ses caractères normaux comme si
jamais elle n'avait présenté d'altérations*.

On a donc pu constater dans ce cas, par une seconde laparatomie, la guérison anatomique de la péritonite tuberculeuse
diagnostiquée indubitablement lors de la première opération.

VI

INDICATIONS ET CONTRE-INDICATIONS

À l'origine du traitement chirurgical appliqué à la périto-nite tuberculeuse, les indications étaient un peu vagues, timides plutôt ; les succès s'appuyaient plus sur la conception de promoteurs que sur des faits nombreux : la sécurité, la pratique de l'antisepsie devaient assurer des résultats à cette entreprise audacieuse, mais leur audace était souvent retenue par une série de contre-indications ; ils donnaient aussi sur le mode de guérison des explications encore moins explica-tives que celles que nous avons aujourd'hui.

À mesure que la statistique grossit, les indications deviennent plus nettes, plus pressantes, et, par une sorte de compensa-tion, se restreint l'énumération des contre-indications. Elles deviennent bien limitées devant les dernières communications, s'ajoutant à d'autres cas heureux et pour une forme qui était, pour les médecins, la plus formelle contre-indication ; et le mode de guérison est encore mystérieux. Les contre-indications qui persistent sont donc en partie des préceptes que le chirurgien doit envisager pour toute intervention chirurgicale, et il n'est pas de notre cadre de trop nous y arrêter.

La péritonite tuberculeuse avec ascite est curable spontanément ou sous l'influence d'un traitement médicamenteux, diététique et hygiénique ; des faits nombreux avec contrôle bactériolo-gique l'attestent (Boulland, Peter, Le Gendre, Du Cazal, et tous les médecins d'enfants); nous ne saignons plus, ce n'est plus le siècle des lavements, nous appliquons une thérapeutique riche, raisonnée; nous vous appellerons quand il n'y aura plus d'éléments suffisants de résistance, lorsque la lutte deviendra inégale, dès qu'il y aura aggravation de la péritonite, augmentation de l'ascite, de l'amaigrissement, des vomissements, de la fièvre vespérale, apparition d'un épanchement peu abondant dans la plèvre; lorsque l'intervention armée court risque d'être moins favorable, pourraient-ils ajouter. Mais nous n'aurons pas fréquemment recours à vous, nous avons découvert dans le liquide épanché une substance ayant manifestement une action bactéricide (Gatti) et comme nous mettons le sujet en état de résistance, l'ascite en est souvent l'expression, tout rentrera dans l'ordre normal. Tous les cliniciens ont porté un pronostic funeste; dans leurs traités qui furent ou qui sont encore classiques, ils donnent une terminaison fatale (Grisolle, Aran, Guéneau de Mussy, Siredey, Danlos, etc., etc.); ils ont regardé comme des exceptions les rares exemples de guérison qui n'atténuent en rien le pronostic fatal de cette maladie; or, ce pronostic est devenu presque bénin depuis l'application de la laparatomie à la bacillose péritonéale. Quelle que soit l'interprétation de l'ascite, les espérances qu'elle vous promet, elle est une indication opératoire; dès qu'elle est reconnue provenir de la péritonite tuberculeuse ou soupçonnée telle, il faut ouvrir; il faut laparatomiser avant la généralisation, avant l'amaigrissement, avant les sueurs, avant la cachexie; après l'intervention vous reprendrez et continuerez le traitement médical tonique, reconstituant; il portera alors sur un terrain plus favorable et dans de meilleures conditions. Adjuvant utile et même indispensable il achèvera la guérison, préviendra les récidives. On doit se rappeler les faits où une expectation prolongée et qui semblait encourager une rétrocession partielle des symp-

tômes péritonéaux a entraîné l'infection secondaire du poumon.
On sait, de nombreuses observations le certifient, que la
laparatomie a pu favoriser la régression des lésions pulmonaires, améliorer l'état du poumon. Kummel, Pribram,
Weeler, Johnston, Thompson, Schwartz, Parker, Sims, Maurange, etc. : comme le professent Jalaguier, Terrillon, Duplay-
Routier etc., il faut opérer pour cette raison qu'on augmente les
chances de guérison des malades comme on l'a dit à la Société
médicale des hôpitaux. Au point de vue des résultats, c'est dans
cette forme ascitique que les succès sont les plus nombreux ;
la forme enkystée est plus avantageuse que la forme généralisée ; la chronique que la subaiguë ; même dans la miliaire,
la guérison est fréquente quand le liquide est abondant.
Toutes les statistiques sont favorables ; ainsi Aldibert : 93,8
et 100 p. 100 chez l'enfant, 71 et 76 p. 100 chez l'adulte ;
en parcourant les nombreuses observations publiées, on induit
nettement que la guérison est pour ainsi dire la règle : l'intervention est justifiée. Imbus de cette idée que la péritonite peut
guérir spontanément à l'aide de la thérapeutique médicale,
vous attendrez instamment la guérison ; les symptômes d'aggravation ne vous effrayeront que progressivement et quand
vous vous déciderez à appeler, c'est que l'état du malade sera
souvent désespéré. La laparatomie fait encore des miracles,
mais au moins faut-il que vous l'invoquiez dès que vous avez
constaté votre impuissance à guérir. Vous avez ponctionné
pour *éviter l'opération*.

L'antisepsie assure aujourd'hui des résultats à des opérations
bien dangereuses et nous sommes loin de l'époque où l'ouverture de la cavité abdominale était regardée comme une
témérité opératoire. On laparatomise pour un diagnostic douteux ; lorsque l'examen le plus méthodique, la palpation la plus
attentive ne suffisent pas à donner une notion exacte, l'incision
exploratrice devient le complément nécessaire du diagnostic

hésitant ; à plus forte raison, l'ouverture du ventre ne doit
éveiller aucune objection quand le diagnostic est bien établi.
Ferait-elle courir quelque danger au malade, qu'il est néanmoins du droit et du devoir du chirurgien de pratiquer cette
intervention; elle est pour le tuberculeux du péritoine, la seule
chance de salut ; il a tout à gagner et rien à perdre ; les rares
cas malheureux qu'on a voulu lui imputer étaient dus à la
maladie qui marchait rapidement vers la mort : donc *l'opération n'est pas nuisible*; les nombreuses observations anciennes
et récentes avec leurs résultats ultérieurs et éloignés en donnent une conviction fondée.

L'opération est le plus souvent de la plus grande utilité ; elle a
amené la guérison dans des cas compliqués où on a dû détacher
des adhérences multiples, râcler des parties caséeuses, résé-
quer des anses intestinales, en un mot dans toutes les variétés
de péritonites tuberculeuses ; dans la forme ascitique, elle se
borne souvent à une simple incision et est ainsi débarrassée
des dangers des autres complications. *Même dans les cas qui
doivent se terminer fatalement, l'opération a été suivie presque
toujours d'une amélioration marquée;* il nous faudrait citer tous
les auteurs qui ont traité cette question. On a vu des malades
condamnés, être améliorés, se trouver relativement bien,
plusieurs années ; leurs lésions pulmonaires, quand il en
existait, loin d'évoluer vers la généralisation, se sont limitées,
ont disparu ; toutes les interventions n'ont pas évidemment
donné de tels résultats, mais ils se comptent encore, et il ne
laissent pas d'être encourageants si on les compare à ceux que
donne dans ces conditions un traitement purement médical.

Verneuil a hésité et d'autres après lui hésitent encore avant
d'intervenir chirurgicalement dans des tuberculoses localisées,
craignant une *généralisation pulmonaire à brève échéance*, qui
emporterait rapidement le malade. L'expérience montre chaque
jour que les opérations sont bien supportées par les tuber-

culeux ; ils fournissent d'ailleurs un grand contingent aux interventions ; la chirurgie serait réduite de beaucoup si la loi de
Verneuil retenait les chirurgiens. M. le professeur Estor vous
montrera un jeune homme qui a eu onze manifestations tuberculeuses éparses, diverses ; pour chacune d'elles l'habile chirurgien
est intervenu ; le malade se promène. M. le professeur Tédenat
nous disait tout dernièrement, dans une causerie clinique, que
sa longue carrière chirurgicale ne lui avait permis de voir que
deux cas de généralisation ; encore ne s'était-elle produite
que cinq ou six mois après l'intervention et était-elle plus
imputable à l'état général des sujets qu'à l'opération. La généralisation est rare, la propagation, lorsqu'elle est observée, se
fait dans des conditions exceptionnelles de lenteur, de tissu à
tissu, par poussées successives, prête toujours à rétrocéder
Les cas de généralisation qu'on cite se sont produits bien après
(Hegar, obs. IX de Maurange) ; Kœnig six mois après ; Czerny
(obs. XXXVII de Pic) deux mois après ; Delafont, dans sa thèse,
donne six observations : de deux à six mois ; tous ces malades présentaient au moment de l'intervention, des lésions plus
ou moins étendues du poumon ; on ne peut accuser l'intervention d'avoir hâté la fin ; elle a été plutôt cause du bien-être
post opératoire ; elle a permis cette résistance assez prolongée.
La crainte de la généralisation loin d'être une contre-indication,
est une indication ; la péritonite tuberculeuse reste, très souvent au début, limitée, au péritoine ; c'est une affection locale ;
l'intervention attaque, modifie, détruit le foyer ; elle fait disparaître la menace permanente d'infection pouvant se pro-
pager au-delà ; elle fait espérer une *impunité*, dans la suite,
pour le sujet guéri. Marfan a même admis, ces derniers temps,
que lorsqu'un foyer de tuberculose s'éteint spontanément, il
confie au sujet une sorte d'immunité contre la généralisation
du processus tuberculeux.

L'ascite est aussi une indication pressante quand elle est

symptomatique ou contemporaine de tuberculose des annexes ;
Bouilly, Terrillon, Routier, Jeannel préconisent l'intervention
précoce. Le diagnostic de la péritonite tuberculeuse n'est pas
déjà chose facile par lui-même ; s'il masque celui des annexes,
ou si le diagnostic de tuberculose des annexes rend impossible
celui de la péritonite, il n'y a nullement contre-indication ; la
plupart des opérations traitées dans ces cas, le plus souvent
à la suite d'une erreur de diagnostic, n'ont donné que des
succès. « Dans les salpingites tuberculeuses, la péritonite
tuberculeuse, loin d'être une contre-indication à l'intervention,
est une indication de plus » Delbet. L'existence de ces lésions
péritonéales est peut-être moins rare qu'on ne croit dans les
salpingites tuberculeuses. Bouilly se demande si l'ascite, qu'a
décrite Cruveilhier sous le nom d' « ascite de jeunes filles », en
la rapportant à la congestion des organes génitaux au moment
de la puberté, n'a pas le plus souvent comme cause initiale la
tuberculose des ovaires, des trompes, ainsi que du péritoine.
L'auteur eut occasion d'opérer deux fois et il trouva des lésions
tuberculeuses, généralisées au péritoine pariétal sous-ombi-
lical ; il y avait en outre, des granulations confluentes à la surface de l'ovaire et de la trompe avec une salpingite suppurée.
En ce qui concerne les indications opératoires pour ces formes
en particulier, voici les conclusions que Bouilly proposait à la
Société de Chirurgie : « Dès qu'on a des raisons de soupçonner
l'existence de lésions tuberculeuses des ovaires et des trompes,
on ne doit pas hésiter à intervenir chirurgicalement, car il y a
un véritable intérêt à supprimer ainsi les foyers tuberculeux
qui sont la cause des lésions péritonéales ; l'existence de
l'ascite est à elle seule une indication, attendu que dans beaucoup de cas, la forme ascitique est liée à des lésions des
annexes dont on sera ainsi conduit à pratiquer l'ablation ».

La *tuberculose intestinale* n'empêchera pas l'intervention ;
il est certain que maintes fois, l'entérite tuberculeuse a existé

et qu'elle est restée méconnue ; elle a passé inaperçue au milieu des signes cliniques observés et des lésions anatomiques constatées ; elle doit exister souvent, parce qu'on ne la voit pas et qu'il n'est pas possible de la reconnaître ; elle est alors limitée, localisée ; elle est susceptible de guérison et ne contre-indique pas l'opération de la péritonite. Kœnig prétend que les lésions péritonéales sont consécutives aux lésions intestinales primitives ; sur 107 cas, Kœnig aurait trouvé 83 fois la tuberculose intestinale primitive ; cette opinion n'est pas reçue par tous ; on sait, aujourd'hui, que les bacilles peuvent traverser les parois de l'intestin sans y provoquer des lésions de l'entérite. Si elle est étendue, elle aggrave le pronostic opératoire ; néanmoins, même dans ces cas, la laparatomie peut guérir (Ross) ; c'est une situation à peu près analogue à celle d'un croup infectieux au point de vue de la trachéotomie. Chez un grand nombre de malades, on note la diarrhée au milieu des antécédents morbides et fréquemment elle disparaît après l'opération. Dans certains cas, on a constaté même *de visu*, l'existence des ulcérations bacillaires de la muqueuse intestinale, et malgré cela, la guérison est survenue (Israël). Si la laparatomie n'arrêtait pas l'évolution des lésions intestinales, si elle n'avait pas une terminaison aussi heureuse que celle donnée précédemment, elle resterait toujours palliative, comme le disent Cabot et Croom ; l'amélioration passagère qu'elle amène toujours, permettra à l'organisme de réparer ses forces, de soutenir avec plus d'avantages la lutte contre l'invasion bacillaire et si cette dernière triomphe, ce sera avec raison.

Les *manifestations tuberculeuses locales*, gommes de la peau, foyers ganglionnaires suppurés, fistuleux, osseux, ne contre-indiquent pas la laparatomie ; la guérison de la péritonite a été parfaitement obtenue dans ces conditions ; si ces foyers sont trop étendus, trop disséminés, si l'intervention paraît pouvoir être un peu retardée, si la lésion péritonéale ne joue qu'un rôle secondaire, comparée à ces manifestations, il est préférable d'attendre que le pus ait diminué d'importance.

Très souvent, la laparotomie arrête cette suppuration constatée au moment de l'intervention (Observ. XVIII M. Estor).

La *dissémination* des lésions tuberculeuses, lorsqu'elle est l'indice de l'infection profonde d'un organisme débilité, qui a épuisé peu à peu sa résistance contre l'invasion bacillaire, devient une contre indication. Sans craindre que la laparatomie amène l'apparition d'une granulie, si les foyers morbides nombreux portent sur différents organes, l'amélioration produite par l'intervention, ne sera pas de longue durée et le chirurgien hésitera. On ne peut établir de règle générale, chacun jugera le cas, d'après l'examen clinique minutieux, d'après son expérience, d'après sa foi, serions-nous tenter de dire. Mais il ne faut pas oublier que si l'on voulait restreindre l'opération aux seuls individus tuberculeux du péritoine, ne seraient pas nombreux, les malades susceptibles d'être améliorés par le traitement chirurgical.

La *tuberculose pulmonaire* est une contre-indication absolue pour les uns (Spœth) ; la plupart des chirurgiens la regardent comme une indication de plus (Kummel, Parker-Sims, Schwartz) ; l'amélioration des lésions thoraciques est pour eux habituelle, après la laparatomie. Sims écrit : « Il est établi que la tuberculose pulmonaire est une indication pour et non contre l'opération, car l'amélioration rend le malade capable de mieux résister à la phtisie, et si celle-ci est au début, la guérison peut se produire ». Pic a voulu donner une formule générale : si le malade est plus péritonéal que pulmonaire, opérer ; s'il est plus pulmonaire que péritonéal, s'abstenir.

Valenta von Marchturn (1897) a examiné ses malades à ce point de vue : 19 de ses opérés présentaient des signes de tuberculose pulmonaire, 2 ont complètement guéri, 6 ont quitté l'hôpital en apparence guéris, 3 sont morts. En somme, ce n'est pas tant le degré, la gravité que l'étendue, l'extension des lésions que l'on doit prendre en considération ; on a vu guérir des malades avec une caverne moyenne dans un de leurs sommets ; par elle-même donc, la tuberculose pulmonaire ne constitue pas une contre-indication, elle est susceptible de s'améliorer après la guérison de la péritonite tuberculeuse ; s'il existe, si l'on compte plus d'une caverne, le chirurgien n'aura pas besoin qu'on lui pose de contre-indication ; il déposera le bistouri s'il juge son action inutile.

La *pleurésie*, par elle-même, ne suffit pas à faire rejeter l'opération ; la tuberculose par continuité de péritoine à plèvre (Godelier, Pernet) se traduisant par quelques frottements, un épanchement peu abondant, voire même quelques râles localisés à la base d'un des poumons, loin d'être un obstacle à l'intervention, est une indication pressante (Routier).

L'infiltration a gagné un lobe entier, on trouve des râles disséminés dans toute la poitrine, des deux côtés ; il y a un épanchement moyen dans la plèvre (Terrier) ; la laparatomie, dans quelques cas heureux, amènera une amélioration temporaire des phénomènes pulmonaires ; le plus souvent, elle donnera un coup de fouet à la maladie (Poncet). Pic la considère comme une contre-indication, lorsqu'il y a un épanchement avec fièvre ; Vierordt, quoique moins précis, est moins sévère « même lorsqu'il y a un processus tuberculeux à marche active dans la plèvre ou le péricarde, une incision péritonéale est souvent avantageuse ». Avec un mouvement fébrile assez élevé, la guérison a été obtenue (Observation Aldibert) ; la fièvre est alors sous la dépendance de l'état du péritoine plus que sous celle de l'inflammation spécifique de la plèvre ; il n'en est plus de même lorsque l'épanchement est très abondant et en voie constante d'accroissement, lorsqu'en somme le processus y est très étendu et en pleine évolution ; une malade de Poncet mourut 12 jours après ; une autre de Terrier succomba 24 heures après l'opération ; le pronostic était presque fatal, c'était une dernière chance de salut que l'on tentait, l'état de la malade était extrême. Malgré ces deux cas malheureux, la laparatomie a donné des succès, surtout chez l'enfant, dont les facultés de réparation sont tellement actives, qu'on peut toujours espérer la guérison ; l'épanchement abondant avec tendance à progresser constitue un danger pour l'administration du chloroforme ; la malade de Terrier est peut-être morte de chloroforme ; car durant l'anesthésie elle avait une teinte asphyxique, de la cyanose des extrémités, un pouls rapide et très irrégulier ; malgré la rapidité de l'opération (20 minutes), elle resta dans le collapsus ; dans ces cas, si l'intervention est décidée, il vaudrait mieux suivre l'exemple de Richelot (observation VII).

L'*albuminurie* n'a pas empêché la guérison complète ; on trouve deux cas chez l'enfant dans lesquels les urines contenaient des traces (cas de Schmitz) ou un anneau assez épais d'albumine (cas de Poncet) ; cette albuminerie disparaissait dix jours après l'opération chez le malade de Poncet. Si l'albumine est due aux congestions rénales créées et entretenues par l'infection bacillaire, elle disparaîtra avec l'amélioration qui suivra la laparatomie ; si elle résultait d'une néphrite tuberculeuse, constatée par la présence du bacille dans les urines, elle pourrait être considérée comme une contre-indication.

Enfin, pour la *forme aiguë*, plusieurs auteurs sont pour l'abstention : Truc, Pribram, Pic ; leurs restrictions étaient dictées par le peu de tendance que semblait offrir cette forme à la guérison ; on citait aussi, au début, deux opérations suivies de mort ; l'une des deux malades avait été nettement améliorée pendant quinze jours, et n'avait succombé qu'aux progrès de la généralisation. Kœnig défendait l'intervention même dans ces cas ; Jalaguier partageait le même avis. Aujourd'hui, de nombreuses observations montrent que la forme aiguë est

curable par la laparatomie : Schmitz, Le Bec, Montgoméry,
Lyon, Richelot, Lucas-Championnière, Lejars, Poirier, Routier, etc. Il est de fait, qu'en présence de ces malades, qui
courent à une mort prompte et presque certaine, on n'a pas le
droit d'assister froidement à la lutte de l'organisme contre
l'infection bacillaire. Les révulsifs locaux, la glace, l'opium,
médications symptomatiques, sont impuissants à produire une
réaction salutaire. L'intervention attaque directement les
lésions ; c'est le seul, l'unique moyen à essayer et avant que
l'affaiblissement du malade ne soit extrême ; si malheureux que
l'on redoute le résultat, il n'y a pas beaucoup à perdre ; mais
très souvent l'opération est suivie de succès, et c'est à elle que
les opérés doivent d'être arrachés à la mort.

Lorsque l'épanchement est *purulent*, il faut évidemment
l'évacuer au plus tôt ; l'idée de livrer passage à l'extérieur au
pus renfermé dans la cavité abdominale est très ancienne puis-
que Soranus, d'Ephèse, l'a émise « pour éloigner du corps le
pus corrompu » *ubi pus, ubi evacua* ; le pronostic est presque
fatal et reste en dehors des ressources de la médecine interne ;
l'intervention est le seul moyen de salut qui reste au malade.
Si le pus est abondant, il s'agit rarement d'une péritonite tuberculeuse pure ; le Koch a appelé d'autres éléments : bactérium
coli, pneumocoque, streptocoque ou même le staphylocoque.
Des signes appartenant à l'association microbienne, plus
encore qu'à l'affection tuberculeuse, révèlent l'épanchement.
Quand le pus est enkysté, il y a urgence à l'évacuer et l'opération est simple ; mais le plus souvent le pus est renfermé
dans des loges différentes ; l'opération est alors plus pénible
et quelquefois elle reste incomplète ; néanmoins, il n'y a pas
de contre-indication ; car, même partielle, l'opération agira sur
celles des poches qui, plus volumineuses et plus accessibles,
pourront être vidées ; il y aura, pour l'individu, une source de
moins d'infection et d'épuisement ; les autres poches, petites,

disséminées dans tous les coins de l'abdomen, cachées souvent par l'agglutination des masses intestinales, bénéficieront de l'action mystérieuse de la laparatomie ; on pourra espérer pour elles la guérison complète que Marfan espère chez les enfants ; et encore, les difficultés du diagnostic sont souvent telles qu'il n'y a pas contre-indication pour vérifier *de visu* l'état des lésions, libre à refermer le ventre sans faire plus, si l'on trouvait des lésions inattaquables ; l'intervention est justifiée ; elle produit une amélioration des symptômes subjectifs, un soulagement, même dans les cas d'insuccès (Korte, de Berlin).

Du développement qui précède, nous tirons des conclusions : l'intervention chirurgicale n'est pas grave par elle-même, pratiquée sous l'égide de l'antiseptie ; même dans les cas où la guérison définitive, souvent obtenue, ne vient pas à la suite de la laparatomie, les malades ont éprouvé, pendant un temps plus ou moins long, quelques mois, quelques années, une amélioration notable sur laquelle tous les auteurs insistent beaucoup et qui est bien due à l'intervention ; toutes les contre-indications qu'on se plaisait à énumérer tombent avec les données actuelles ; lorsque le chirurgien n'intervient pas, c'est qu'il ne trouve plus aucune chance de guérison, et non parce qu'il est retenu par les nombreuses restrictions qu'on lui opposait. Nous dirons avec Tait : « Je suis maintenant certain que c'est une négligence presque criminelle, que de laisser mourir un malade atteint de péritonite tuberculeuse, sans lui faire la section abdominale ». Nous ajoutons : « Il ne faut pas temporiser ; la gravité augmente au fur et à mesure que la lésion devient plus ancienne ; les anses intestinales contractent des adhérences avec la paroi, elles sont menacées d'étranglement (les cas n'en sont pas rares), elles risquent d'être lésées lors d'une intervention tardive, etc., etc. » Faite de bonne heure, l'opération sera plus avantageuse, car elle attaquera alors une tuberculose locale chez un individu encore résistant, et le traitement médical consécutif pourra intervenir avec sûreté, efficacité (Aldibert). Nous voici à l'opération elle-même.

VII

MANUEL OPÉRATOIRE

Cito, tuto et jucunde.

Le malade est anesthésié à l'éther, au chloroforme ou au bromure d'éthyle même si l'on suppose que l'opération ne doive pas être de longue durée. Richelot, dans un cas où l'état des poumons, l'affaiblissement général du sujet lui inspirait des craintes opératoires, employa avec succès des injections de cocaïne (Obs. VII). L'incision sera médiane et sous-ombilicale, quoique le foyer paraisse circonscrit et latéral comme dans le cas où l'on se propose de traiter une lésion limitée, localisée ; la peau ne doit pas avoir pris part au processus inflammatoire ; dans le cas contraire, on choisirait un autre siège d'incision. Dans la forme ascitique enkystée, attaquer par la poche elle-même a rendu l'opération plus laborieuse ; l'ouverture médiane sous-ombilicale permet l'exploration exacte et surtout l'accès de tous les points de la cavité abdominale et en particulier du petit bassin. Toutefois, lorsqu'il s'agit d'un enfant et que le siège de la laparatomie est indifférent, le procédé de M. Brault, d'Alger, offre de réels avantages : incision sus-ombilicale ; la complexité des couches à traverser est moindre ; on risque moins de s'égarer, grâce à l'élargissement de la ligne blanche ; on risque moins une éventration consécutive ; et, raison réellement sérieuse, on se trouve plus loin des chances multiples de contamination : vagin, urèthre, anus ; importance pratique quand il s'agit de

chirurgie infantile. Dans les cas ordinaires donc, incision
rectiligne dans un sens vertical commençant au dessous de
l'ombilic et s'arrêtant à 2 centimètres environ au-dessus de
la symphise pubienne ; la peau sera divisée sur une longueur
moyenne de 6 centimètres. L'incision des parties molles
commande ici une extrême prudence qu'explique l'état de la
paroi abdominale chez les tuberculeux du péritoine ; la vascu-
larité de la paroi est souvent considérable ; les divers plans sont
plus ou moins fusionnés par des adhérences et plus ou moins
confondus ; il n'est plus facile de les distinguer ; dans quelques
cas, le péritoine pariétal, très épaissi, a perdu sa coloration
normale, son aspect ordinaire ; chez l'enfant, la couche grais-
seuse sous-péritonéale, épaissie, ressemble souvent à de l'épiploon. Enfin, l'intestin adhère quelquefois d'une façon si
intime à la paroi qu'il est arrivé à des chirurgiens distingués
de léser l'intestin en incisant seulement la paroi. Deux fois,
Démosthène, pour les quelques cas qu'il présentait au Congrès
de chirurgie de 1889, disait avoir piqué l'intestin adhérent et
distendu ; il dut suturer par le procédé Lembert ; on note cet
accident 11 fois dans les observations. D'autres organes peuvent se présenter au bistouri, dans ces conditions défectueuses
quand on incise franchement, nettement, comme pour une
laparatomie ordinaire ; nous citons une observation d'ouverture de la vessie (Obs. X) ; M. Malapert connaît ses rapports
anatomiques pourtant et il est très adroit. En portant le bistouri comme un archet et attaquant lentement, convaincu
qu'on peut rencontrer matière à ennuis, on évitera la blessure
des organes adhérents ; les opérateurs expérimentés ont réparé
ce contre-temps ; d'autres pourraient être troublés et ne plus
faire « de la bonne besogne ». Une fois la paroi incisée, le
tissu cellulo-graisseux sous-jacent divisé, des pinces placées,
reconnaître la ligne blanche à l'entrecroisement de ses fibres,
y pratiquer une petite boutonnière, diviser directement sur la

sonde cannelée et sur une faible étendue pour prévenir l'issue
des anses intestinales et ne pas avoir à lutter pour les rentrer
dans l'abdomen, dans le cas où il n'y aurait pas d'adhérences.
Quand le péritoine est à nu, y pratiquer avec les ciseaux une
petite boutonnière; s'il est doublé par une couche épaisse de
tissu graisseux, entr'ouvrir légèrement cette couche dans le
sens vertical.

En général, dès que le péritoine est ouvert on voit s'écouler
à flots un liquide d'apparence souvent louche, quelquefois
franchement purulent, fétide ou non, avec une quantité considérable de fausses membranes; il faut prendre soin de
modérer l'écoulement, au début surtout, de façon à éviter
les dangers d'une déplétion trop brusque de l'abdomen; chez
des sujets à respiration abdominale, pourrait survenir une
syncope qui est toujours à redouter avec des modifications
pareilles de pression. Quand le liquide touche à sa fin, il
faut, autant que possible, aider à cette évacuation et la rendre
complète par la compression des flancs. Après l'évacuation on
trouve le plus souvent l'intestin couvert de fausses membranes
très épaisses, très adhérentes; il faut se garder de chercher à
enlever même les plus molles et surtout d'essayer de libérer
les anses intestinales; leur tissu est devenu si friable que la
rupture se produirait inévitablement; cet accident est arrivé
maintes fois. Le doigt, si on juge l'exploration utile, explorera
le mieux possible, c'est-à-dire avec le minimum d'effraction, la
cavité abdominale, le petit bassin; ces manœuvres ne seront
pas trop longues; jamais elles ne doivent menacer de devenir
dangereuses par un choc voulu du péritoine et de tout l'organisme; si l'on trouve de petites collections, ouvrir les loges en
procédant toujours avec une extrême circonspection sous peine
de s'exposer à une perforation de l'intestin. Laver la cavité
abdominale avec l'une des solutions antiseptiques variées; le
mieux est d'employer la solution physiologique chauffée ou de

l'eau bouillie et à la température de 48 à 50°; d'après Delbet, l'antiseptique le plus recommandable serait l'acide borique ; on n'a que l'embarras du choix pour donner la préférence à la substance, qui, dans diverses occasions, à donné de bons résultats et en qui on a le plus de confiance ; cette pratique n'est pas indispensable pour quelques auteurs, nous la discu- terons plus loin en traitant du lavage. La masse intestinale, qui était refoulée en haut et protégée par un véritable diaphragme de fausses membranes, s'est abaissée peu à peu pour reprendre sa place dans l'abdomen ; dans les cas ordinaires, on suture sans drainer, nous en donnerons les raisons bientôt.

Quelques auteurs saupoudrent à l'iodoforme finement pulvé- risé ; cette pratique n'est pas sans danger, spécialement chez l'enfant ; il faudrait d'ailleurs saupoudrer toute la surface du péritoine envahi par les tubercules, ce qui n'est pas com- mode, ou choisir les points les plus malades, ce qui serait dangereux.

Si la paroi est épaisse et résistante on fera la suture à trois étages ; catgut en surget pour le péritoine affronté et adossé ; soie fine pour la ligne blanche ; crins de Florence ou soie pour la peau ; si la paroi musculo-aponévrotique est très mince, les réunir en même temps que le péritoine ; plusieurs auteurs suturent presque toujours en masse. Ils ont reproché à la suture à trois plans de favoriser la contamination du trajet de dedans en dehors ; le fait est rapporté dans un grand nombre d'observations ; Jalaguier, ayant rencontré cet inconvénient avec le catgut rendu difficilement aseptique, a renoncé à la réunion par étages ; il n'emploie plus qu'un seul plan pre- nant toute l'épaisseur de la paroi, crins de Florence ou fil d'argent.

Quand on intervient pour la forme ascitique enkystée, on peut rencontrer des difficultés sérieuses, quelquefois insur- montables si l'on ne veut pas faire courir au malade le risque de retirer un effet tout autre que celui qu'il attendait de l'opération. La paroi incisée, on ne tombe pas toujours sur la cavité ; les anses intestinales sont comme collées entre elles, elles sont agglutinées ; pour cheminer vers la collection présumée, il faudrait les décoller, les écarter, se donner du jour ; si cette voie parait trop dangereuse, il conviendrait de renoncer à se frayer un chemin et chercher à aborder la cavité par un autre côté.

Si l'on suppose rencontrer les mêmes difficultés avec une incision de siège différent, si les anses paraissent inséparables, il peut être favorable de placer, comme le fait Quénu dans les foyers appendiculaires, une mèche de gaze au voisinage de la collection, par ce moyen elle pourra se vider spontanément et sans danger. Felhing, dans une intervention, rencontra une tumeur fluctuante allant de l'épine iliaque droite à l'ombilic ; il ne put l'ouvrir, il ouvrit, par ses manœuvres, l'intestin qu'il sutura d'ailleurs avec succès. D'autrefois, les difficultés résultent de ce que l'on croit à un kyste de l'ovaire adhérent ; on n'a pas diagnostiqué une péritonite enkystée tellement la similitude est grande ; la paroi abdominale ouverte, l'erreur persiste encore. Schmidt donne une observation démonstrative ; incision, muscle droit antérieur gauche ; au-dessous du tissu cellulaire, kyste d'apparence blanc bleuâtre, assez compact et enlacé par des tractus fibreux assez forts, adhérents à la paroi ; dans le tissu cellulaire assez lâche, veines de la grosseur d'une plume de corbeau ; adhérences détachées dans tous les sens sur une étendue de 5 cm., la main n'arrive pas dans la cavité abdominale ; l'incision est prolongée au-dessus de l'ombilic et on traverse une paroi d'un centimètre d'épaisseur, paroi assez vasculaire ; évacuation abondante de liquide séreux ; le malade fait des efforts pour vomir ; l'intestin fait hernie dans la plaie ; il est recouvert d'un grand nombre de granulations blanchâtres, de nodosités de la grosseur d'un

pois à une lentille ; l'excavation de la paroi du prétendu kyste
montre qu'elle n'est autre chose que le péritoine pariétal que
l'on a décollé de tous côtés ; il serait facile de citer d'autres
observations La cavité kystique, une fois ouverte et débaras-
sée du liquide qu'elle renferme, il faut procéder à sa toilette ;
il est dangereux, comme nous l'avons déjà dit, de curetter,
d'enlever les adhérences ; il peut en résulter une hémorragie
en nappe, des fistules intestinales (cas de Wheeler) que, d'une
manière générale, il ne faut pas opérer; les opérations qu'elles
nécessiteraient au milieu de tissus friables et ramollis seraient
trop complexes et trop sérieuses ; une observation de Czerny
en témoigne ; on les abandonne à elles-mêmes, elles guérissent quelquefois assez rapidement.

La cavité débarrassée de son contenu, lavée, on excise franchement tous les lambeaux, on régularise complètement la
surface de section si le décollement a été fait sur une grande
étendue, on éponge, on lave à nouveau au besoin ; si le décollement est faible il suffira de comprendre dans la suture apo-
névrotique ou musculo-aponévrotique la couche superficielle
de ce péritoine ; cette cavité péritonéale disparaîtra ainsi. Si
la grande cavité abdominale a été ouverte, on peut suturer le
sac à la paroi, au niveau de la communication des deux cavi-
tés ; on reconstitue l'isolement et l'enkystement complet de la
poche tuberculeuse et on évite ainsi l'infection de la grande
cavité abdominale ; on draine au moins 48 heures, drainage à
la Mikulicz.

Lorsque, l'abdomen ouvert, on se trouve en présence de
ganglions *mésentériques augmentés de volume et faisant
tumeur*, d'épaississements marqués et espacés du péritoine, la
conduite à tenir doit être dictée par une déduction rapide des
suites probables de l'intervention. Si la tumeur est limitée,
localisée, sans adhérences profondes, facilement disséquable,
on l'enlève. Czerny, dans un cas de ce genre, parvint à l'énu-

cléer ; une autre fois il se contenta de l'inciser, de la curetter, de la drainer; sa malade mourut de péritonite septique. Péan enleva de même, à l'aide du morcellement, une grosse tumeur reconnue tuberculeuse, et guérit son malade ; Terrillon, Terrier, pour des cas moins complexes, se retirèrent, fermèrent; M. Mondot, dans l'observation que nous donnons, jugea prudent de ne pas toucher aux deux noyaux tuberculeux qui étaient comme fortement enchatonnés dans le péritoine, son opérée est encore vivante et bien portante ; même dans le cas ou la laparatomie a été purement exploratrice, la guérison peut s'en suivre ; Picqué a vu la régression de ces masses tuberculeuses. Lorsqu'il existe une grande quantité de ganglions agminés ou dissociés en chapelet le long de la colonne vertébrale, on ne doit guère songer à les enlever, on doit se contenter d'espérer la régression. Quelquefois, on trouve les *annexes* malades ayant provoqué depuis quelques années des poussées de pelvipéritonite ; elles peuvent avoir été le point de départ de la tuberculose péritonéale, elles sont la menace d'une récidive ; Jeannel, Poucel, Bouilly, Margarucci, les enlèvent. Cependant, si le bassin est rempli de fausses membranes unissant les anses intestinales entre elles, si les annexes sont trop adhérentes, l'ablation ne doit pas être tentée. On se contente alors de mobiliser, si possible, l'intestin, l'épiploon, de nettoyer et de fermer ; la clinique démontre que, même dans les cas d'intervention incomplète, la guérison a pu être obtenue (Boari) ; Terrillon cite 4 exemples, bien nets, très probants.

Quelles que soient les suprises que l'on rencontre, les difficultés prévues, avant, comme pendant toute la durée de l'opération, il ne faut commettre aucun solécisme contre l'aseptie, l'antiseptie ; à l'hôpital, le danger est moins sérieux à cause du personnel ; en clientèle on redoublera d'attention ; la plus légère faute, ici, risquerait être largement rétribuée ; on n'aura pas grande peine à observer toutes les règles de la méthode

chirurgicale actuelle si l'on en est bien imbu, si on est habitué
à la voir pratiquer aussi sévèrement qu'à la salle d'opération
de M. le professeur Estor et dans les différents services de la
Faculté de Montpellier ; on aura alors le droit de tout espérer
de la puissance du Bistouri.

LAVAGE

Après nous être bien rendu compte de l'état du péritoine et
de l'intestin, examinons s'il faut faire la toilette du péritoine,
s'il faut laver ou si nous devons simplement suturer. Vous
poseriez cette question à un étudiant qui suit depuis quelque
temps les salles d'opérations, mais qui n'a pas encore des con-
naissances bien approfondies sur le manuel opératoire qui nous
intéresse, il serait bien étonné. Il vous dirait : « Vous avez
bien lavé tout dernièrement en réduisant un intestin étranglé
depuis cinq jours, et il n'était pas de trop bon aspect ; il n'y a
pas bien longtemps encore, vous avez lavé en rentrant une
portion intestinale que vous n'avez pas osé détacher du sac
tellement elle était adhérente ; vous avez encore lavé pour
cette dernière appendicite ; pourquoi laisseriez-vous le péritoine
abdominal sale en la circonstance ? Le lavage, tel qu'on le pratique de nos jours, a été un grand facteur dans votre har-
diesse chirurgicale, est-il inutile, devient-il dangereux pour le
péritoine de cette région ? J'ai sans doute mal induit ? » Essayons
de le faire comprendre :

Kœnig a montré que le nombre des succès est plus élevé
dans les cas où l'on fait une simple ouverture de l'abdomen
que dans ceux où l'on a employé le lavage ; il est établi, par
des observations nombreuses, que la simple incision exploratrice sans toilette antiseptique du péritoine est souvent suivie
d'une guérison définitive ; le lavage peut amener une syncope,
fait traîner l'opération, puis, il n'est pas agent curateur. Tel

est l'enseignement qui se dégage des différentes thèses à ce sujet ; de leur ensemble, vous essayez vainement de tirer une ligne de conduite nette sur cette partie du traitement.

Dans les observations de Kœnig, citées dans les différents journaux, vous trouvez que Kœnig lave souvent ; mais c'est là un simple détail ; on fait dire à la statistique, véritable sibylle, ce que l'on veut, quand cette statistique, dressée pour un fait à prouver, laisse découler une série de conclusions que chacun prend pour le besoin de sa cause.

Ainsi on a donné :

$$\text{Guérison} \begin{cases} 72,5\ 0/0 \\ 74,3\ 0/0 \end{cases} \text{Laparatomie} \begin{cases} \text{avec lavage} \\ \text{sans lavage} \end{cases}$$

On a compté, comme n'ayant pas été suivies de lavage, les opérations dont les observations ne disent pas si on a fait un lavage ou non. On a publié alors qu'on pouvait ne pas laver, qu'on ne devait pas laver, la statistique l'enseignant.

Nous avons ouvert le ventre, pour évacuer le liquide ascitique, pour mettre au contact bienfaiteur, régénérateur, de l'air, le péritoine et la masse intestinale où le bacille de Koch vivait tranquillement ; nous ne comptons pas sur le lavage comme agent curateur, nous employerions alors la méthode de Debove, Monnier, que nous avons discutée plus loin ; le lavage nous sert comme adjuvant. Il a l'avantage d'évacuer complètement l'ascite et les fausses membranes, molles, peu adhérentes, d'être utile dans certaines hémorrhagies ; nous sommes tentés aussi de lui attribuer une légère irritation locale que l'on recherche quelquefois avec des poudres antiseptiques laissées localement : pour toutes ces raisons nous laverons.

Par des expériences faites sur le cadavre on a montré, en faisant passer des liquides colorés qu'avec 4 à 5 litres sous une pression de 90 centim. toute la cavité péritonéale est lavée. Si l'on est pressé, les appareils ordinaires exigeant du temps pour laisser couler cette quantité de liquide, il est préférable de se servir de bidons aseptiques de 7 à 8 litres, on a soin de ne pas faire verser de trop haut, il ne faut pas que le goulot soit trop étroit, car quand les membranes sont trop adhérentes, par suite d'une intervention tardive avec des lésions avancées, une trop forte pression, un liquide s'écoulant par une ouverture trop étroite, pourrait rompre les adhérences qui unissent les anses intestinales, ces dernières sont tellement friables, dans de si mauvaises conditions, que la moindre traction pourrait déterminer une perforation.

Baumgartner (Arch. f. gg. Bd. XXV, p. 167), croit que le lavage peut avoir assez de force pour détacher les couennes inflammatoires, adhérentes à l'intestin. Toujours est-il que les corps étrangers ou plutôt les déchets de l'inflammation, le sang versé pendant l'opération, sont entraînés par le lavage. Tant qu'il reste du liquide dans le péritoine il doit rester des produits dissous, en théorie ; mais la solution de plus en plus diluée devient si faible qu'on peut admettre que le lavage débarrasse la cavité des produits solubles qui y sont accidentellement pénétrés ; les résidus plus légers que l'eau, ceux même dont la densité n'offre pas une grande différence avec la densité de l'eau, sont entraînés par le courant ; il ne reste dans la cavité que les parties insolubles plus denses que l'eau et réduits au minimum, et cela quand il y a beaucoup de membranes et d'autres déchets.

On achève la toilette par des pressions telles qu'on peut les faire sans danger, on expulse le plus possible de liquide ; il resterait dans l'abdomen, après des expériences faites sur le cadavre de 200 à 800 grammes de liquide suivant la taille, la capacité de l'abdomen du malade.

Par des expériences, aussi minutieuses qu'exactes, faites sur des chiens, on a prouvé que le lavage n'a aucune influence notable, ni sur la respiration, ni sur la circulation, et que, par suite il n'expose pas à des syncopes cardiaques ou respiratoires par voie réflexe.

Il convient d'avoir de l'eau à 45 ou 50°; en dehors d'un nettoyage plus énergique que celui produit par l'eau froide, qui peut refroidir les intestins, l'eau chaude produit des contractions des fibres musculaires lisses des vaisseaux mêmes ou des tissus dans lesquels ils sont compris.

L'absorption par le péritoine durant le lavage est considérable; il y aurait une augmentation totale de 90 grammes d'eau pour la masse totale du sang; c'est une véritable transfusion, utile dans certaines laparatomies qui durent longtemps; s'il y a eu perte de sang, l'eau bouillie à 7 0/0 de chlorure de sodium serait ainsi bien utile, l'absorption tiendrait lieu d'injection.

Polaillon a eu un décès dans une ovariotomie, mais il se servit d'eau accidentellement plus chaude que celle qu'il avait employé au début du lavage.

Le lavage a été fait avec des substances antiseptiques, variées et à doses différentes; eau boriquée saturée; solution de thymol; d'acide salicylique à 3 0/0; acide phénique à 3 0/0; teinture d'iode à 1 0/0; phénosalyl; sublimé à dose... forte. Varker, dans une péritonite tuberculeuse a obtenu un succès après un lavage avec une solution de sublimé à 5 0/00.

Le lavage doit être préféré aux éponges, aux compresses stérilisées, qui sont plus dangereuses à cause des adhérences, et qui ne délogent pas les déchets de toutes les parties de la cavité abdominale.

Ainsi pratiqué, il doit être employé à la place de la méthode de Debove et de Monnier.

En résumé, le lavage du péritoine n'est passible d'aucun reproche sérieux; il n'augmente pas la durée de l'opération, ne produit pas de traumatismes, il ne détermine pas de syncopes. Si son rôle comme agent curateur ne paraît pas prédominant, il reste acquis qu'il est d'une grande utilité adjuvante, antiseptique au moins, si on continue à lui refuser les autres qualités.

Tout au plus pourrait-on le proscrire dans une poche kystique purulente, non complètement fermée de toutes parts, communiquant avec la grande cavité abdominale ; alors des fausses membranes flottantes pourraient être entraînées de toutes parts et semer l'infection dans la cavité saine ; encore pensons-nous que le prolongeant plus que d'habitude et avec des précautions on écarterait tout accident. Il ne resterait alors aucune contre-indication.

DRAINAGE

Il s'agit du drainage après la laparatomie pour péritonite tuberculeuse, c'est seulement à ce point de vue que cette question nous intéresse.

Les Anglais et les Américains sont partisans du drainage. Si vous fermez l'abdomen, disent-ils, vous vous exposez à une récidive ; le liquide se reproduit, il ne peut s'évacuer à l'extérieur, il s'accumule de nouveau dans le ventre, il nécessitera une seconde intervention (Koohs). A cela, on répond : le drainage n'empêche pas la récidive qui n'est pas plus fréquente, alors même qu'on ait fermé l'abdomen ; quand le liquide se reproduit, le drainage ne garantit pas l'écoulement de l'exsudat de l'abdomen ; il sera toujours insuffisant car il n'est jamais que partiel, fut-il pratiqué à l'aide de tubes de caoutchouc ou de tubes rigides ; les anses intestinales dilatées par les gaz, nagent dans le liquide et viennent s'appliquer contre les ouvertures intra-abdominales de tubes qu'elles obstruent complètement ; elles peuvent être blessées, perforées. Autour de ces tubes, se forment rapidement des adhérences qui limitent une

cavité close bénéficiant seule du drainage. On cite les observations d'Alexandroff, de Wheeler, de Démosthène où une
seconde laparatomie démontra l'insuffisance d'un drainage,
même effectué dans de bonnes conditions; il n'avait pas empêché la récidive. Il favorise les fistules qu'il entretient pendant
longtemps; elles sont signalées dans de nombreuses observations. Heldreeh, cite le cas d'un enfant laparatomisé avec succès, auquel le drainage laissa une fistule qui, dans l'espace
de six semaines, donna issue à une dizaine de lombrics; la
fistule se ferma dans la suite. Des malades guéris, ayant pris
de l'embonpoint, sont incommodés par ces fistules qui auront
d'autant moins de tendance à se tarir, que le terrain est favorable à leur entretien.

Marion Sims, ayant constaté que la mort, après la laparatomie, était souvent due à la septicémie et qu'on trouvait un
exsudat altéré dans le péritoine, conseilla de drainer par le sac
de Douglas. L'enthousiasme fut de courte durée; on se demanda
si le drainage n'était pas une complication inutile, dangereuse,
en laissant la porte ouverte à l'infection; il fut abandonné. Il
n'y a qu'à renoncer, en principe, au drainage, parce qu'il
n'empêche pas les récidives, il ne garantit pas l'écoulement,
il favorise les adhérences, les fistules, retarde la guérison,
appelle l'infection. Il est des cas qui imposent le drainage : si
l'on a trouvé un épanchement séro-purulent, si l'on a à craindre un épanchement hémorrhagique abondant, le drainage re-
prend ses droits. Quand on tombe sur une poche à parois
épaisses, restant distendues et ne s'affaissant pas après l'évacuation du pus, il faut craindre que l'accumulation de l'exsudat ne retarde l'accolement des parois déjà rigides et il faut
drainer. Lorsque, durant l'intervention, on a détruit des adhérences, réséqué des lambeaux péritonéaux, enlevé des annexes
et qu'on redoute un suintement hémorrhagique abondant, il est
prudent, indispensable même, de drainer; le procédé de drai-

nage qui convient le mieux, est celui de Mikuliez ; il a l'avantage d'être antiseptique et puissamment hémostatique : bourrer
une partie de la cavité péritonéale avec de la gaze antiseptique
de façon à séparer, grâce aux adhérences qui ne tardent pas à
se former, la région tamponnée du reste de la séreuse ; on peut
substituer au Mikuliez typique le simple placement de lanières
de gaze, procédé qu'emploie souvent M. Forgue.

Dans tous les cas, il faut supprimer de bonne heure le drainage pour éviter les fistules qui, dans les conditons présentes,
sont encore plus fréquentes que dans les ascites généralisées ;
sur sept cas, en effet, où ce drainage a été fait et les malades
suivis, on a vu cinq fois persister des fistules, qui ont duré de
longs mois et même dans un cas, un an et demi (Aldebert).

SUITES OPÉRATOIRES. — QUELQUES COMPLICATIONS

Les suites opératoires sont normales en général. Il faut surveiller rigoureusement l'opéré pour qu'il ne s'expose pas à des
accidents septiques ; il gardera l'immobilisation au lit dans une
chambre à température constante ; l'alimentation sera exclusi-
vement lactée au début ; on veillera aux selles ; purgation
saline ; si la douleur le gêne, une potion opiacée à doses frac-
tionnées et variables, suivant l'âge. Les fils seront enlevés du
huitième au douzième jour.

M. Estor ne touche au pansement, d'un mois ; un bandage
compressif sera maintenu en permanence sur l'abdomen ; en un
mot, ligne de conduite habituelle à toute laparatomie.

L'opération est suivie, quelquefois, d'*incidents ;* les jours qui
suivent l'intervention, on peut constater une nouvelle accumulation de liquide qui, très souvent, disparaît de lui-même au
bout de peu de temps ; cette récidive partielle cède à l'emploi
de moyens qui, sans l'opération, eussent été insuffisants. Weinstein a obtenu la guérison en faisant suivre la laparatomie d'un

massage abdominal et de frictions avec l'onguent mercuriel.
Pinard et Kirmisson, ayant vu le liquide se reproduire cinq jours
après l'opération qu'ils avaient pratiquée sur un enfant, ont
établi une série d'injections de sérum de chien ; ce traitement
leur a réussi. Ausset, de Lille, s'est bien trouvé de la radiographie. Les ponctions, qui avant l'opération restaient absolument inefficaces, ont eu souvent facilement raison de la réac-
cumulation du liquide. Si l'ascite reproduite reste stationnaire,
à plus forte raison si elle augmente, il ne faut pas hésiter à
faire une nouvelle laparatomie ; dans l'exposé des diverses
méthodes, nous avons cité tout au long les auteurs qui devant
cette complication ont ouvert le ventre une seconde fois ; ce
traitement a été couronné d'un plein succès ; il leur a même
permis de voir la réparation anatomique des lésions tuberculeuses (Obs. XXX). La récidive est survenue dans un intervalle
plus ou moins éloigné ; une malade de Franck reste, pendant
trois ans, en excellente santé ; puis, au bout de quatre ans, elle
voit son abdomen se distendre. Malgré ces contretemps, c'est
un des avantages de l'opération de procurer à ces malades une
amélioration importante, à longue échéance, et qui, très souvent, tourne à la guérison.

On a mentionné, à propos des récidives, la possibilité d'une
rupture spontanée de la cicatrice, consécutive à la réappari-
tion en abondance du liquide ascitique ; la désunion se serait
produite le 23me jour dans un cas de Bentok ; cette surprise
n'est pas fréquente ; nous la citons à titre de curiosité et pour
faire ressortir les avantages d'un pansement bien fait. D'autres
malades, guéris de leur péritonite tuberculeuse, ont repris leur
travail (et leur embonpoint) ; ils ont négligé de porter une
ceinture abdominale ; ils sont revenus à l'hôpital avec une
éventration, une hernie ; on cherchera à éviter les suites opératoires en faisant une suture soignée, en expliquant à l'opéré

les dangers auxquels il s'expose s'il ne suit pas à la lettre les
préceptes du chirurgien. On a signalé aussi des fistules intestinales secondaires ; on cite deux cas de ces fistules stereo-
rales survenues plusieurs mois après l'intervention dont elles
sont indépendantes et qui ont fait éclater la suture peu après
leur formation (Aldibert, obs. 18, 74). On note plus souvent
l'ulcération des bords de l'incision ; c'est une inoculation
contagieuse de la plaie ; on panse ces ulcérations aseptiquement ; Jalaguier emploie les cautérisations à l'acide lactique.
Nous mentionnons des abcès consécutifs au rejet d'un fil.

Avec la technique opératoire moderne, la mortalité opératoire est réduite au minimum. Dans une des statistiques les
plus récentes (Margarucci) portant sur 253 cas, elle n'a été
que de 2,76 pour 100. Si l'on élimine les cas dans lesquels on
opère pour obstruction intestinale, l'intervention n'est donc pas
dangereuse par elle-même.

L'amélioration s'accuse par le relèvement de l'état général,
le retour de l'appétit, l'augmentation de poids, et localement,
par la disparition de ces masses de péritonite plastique qu'on
trouvait énormes au moment de l'opération. A côté des observations de Keetly, Schmitz, etc., Leguen cite celle de Schmalfuss, où cinq mois après la laparatomie on ne retrouve plus,
sous le chloroforme, la tumeur, que l'examen avait montrée avant
l'opération remplissant le bassin et la cavité abdominale jusqu'à l'ombilic. Le traitement général, en tous cas, ne devra
jamais être oublié ; si, parmi les moyens que nous avons à
notre disposition pour guérir la péritonite tuberculeuse, l'intervention chirurgicale est le plus efficace, nous devons recou-
rir aux autres pour renforcer son action, pour maintenir les
résultats acquis. Les médecins reprennent ainsi, sous leur
domaine, mais pas exclusif, la tuberculose du péritoine ; le
malade amélioré n'en est pas moins un valétudinaire toujours

en éminence de réveil de tuberculose et dès lors justiciable des prescriptions de pareils cas appliquées jusqu'à la guérison complète. Nous touchons à la fin de notre thèse : l'exposé des diverses théories émises sur le mode d'action de l'intervention chirurgicale.

VIII

MODE D'ACTION DE LA LAPARATOMIE

Si cette méthode, née d'une heureuse erreur de diagnostic, avait attendu pour se généraliser, l'explication exacte, scientifique de son mode d'action, elle ne serait pas encore un traitement ; la péritonite tuberculeuse n'aurait pas été distraite du cadre de la pathologie interne. On a essayé de saisir, d'expliquer tout au moins, par quel mécanisme la laparatomie amenait la guérison dans la tuberculose du péritoine ; les théories en sont succinctes et assez nombreuses ; aucune ne satisfait l'esprit ; le mode d'action reste encore empirique ; il est pour nous presque aussi obscur qu'était obscure l'ascite autrefois pour les anciens médecins.

Cameron, de Huddersfield, pense que la guérison s'obtient en enlevant les ptomaïnes qui résultent de l'évolution du bacille dans le tubercule et qui sont accumulées dans le liquide ascitique ; enlever ce liquide toxique c'est faire disparaître du même coup les phénomènes d'intoxication chronique.

Cabot admet qu'en évacuant le liquide péritonéal, on supprime un milieu de culture pour le bacille ; on favorise la production d'adhérences, qui deviennent fibreuses et étouffent les tubercules ; c'est aussi la théorie de Cecherelli.

D'après *Wan de Warker*, l'évacuation du liquide améliore l'état de la respiration et de la circulation ; elle fait disparaître l'influence paralysante de la séreuse enflammée sur les fibres musculaires sous-jacentes et par suite l'auto-intoxication qui succède à la rétention du contenu intestinal.

Weinstein croit que la laparatomie agit en diminuant la pression intra-abdominale, en déterminant une inflammation plus vive oblitérant les vaisseaux et empêchant la reproduction de l'exsudat.

Vierordt donne une explication qui est la résultante de la première proposition de Weinstein et de la dernière de Wan de Warker.

Kœnig dit que la guérison est produite par transformation fibreuse ; le foyer initial, l'intestin, seraient déjà en voie de guérison au moment de l'intervention.

Brühl considère la péritonite tuberculeuse comme une tuberculose locale, il la compare aux synovites et explique la guérison par un processus identique.

Routier invoque l'action irritative de l'organisme contre le tubercule.

D'*Urso*, de Naples (1895), a étudié le processus histologique de la guérison de la péritonite bacillaire après l'intervention ; ce processus consiste essentiellement en une invasion de leucocytes qui provoquent une désagrégation de la zone épithéliale des tubercules avec fragmentation des cellules géantes, une néoformation des vaisseaux embryonnaires se poursuivant jusqu'au centre du tubercule et enfin la substitution à ce dernier d'un tissu inflammatoire.

Galli, de Turin (1897), après des recherches minutieuses opérées dans le laboratoire même d'anatomie-pathologique de l'hôpital Mauriziano, sur la guérison de la tuberculose péritonéale après la laparatomie, est amené aux conclusions suivantes: la laparatomie agit d'une manière tout à fait différente, suivant la période à laquelle elle est pratiquée, elle reste sans effet si les tubercules ne sont pas bien développés, la tuberculose évolue alors ultérieurement malgré l'intervention ; la maladie disparaîtrait si l'incision est pratiquée, pendant la période de la tuberculose fibreuse. L'auteur italien est conduit à cette conclusion : l'ouverture de la cavité abdominale crée des conditions défavorables pour l'existence et la multiplication des bacilles de Koch. Les protéines fournies par ces microbes, après leur destruction, provoqueraient ensuite la dégénérescence hydropique des cellules épithélioïdes. L'agent qui produirait cet effet nocif serait la sérosité dont il a pu constater la présence dans la cavité abdominale, les premiers jours qui suivaient la laparatomie.

Notzel fait, au XXVIIe Congrès de la Société allemande de chirurgie, 16 avril 1898, une communication dans laquelle il dit que la résorption des micro-organismes par la séreuse abdominale ne joue point le rôle principal dans les moyens de défense de l'organisme contre la péritonite, mais que ce rôle revient surtout à la destruction des microbes dans la cavité abdominale même. La sérosité qu'elle renferme posséderait un pouvoir bactéricide plus considérable que celui du sérum sanguin.

Nous passons à des interprétations d'un autre genre : l'irritation directe du péritoine par la lumière, l'assèchement, l'air.

Lauenstein (1890) admet une action directe sur le processus tuberculeux ; pour lui, la sécheresse et la lumière sont nuisibles au bacille ; l'évacuation du liquide, l'exposition de la séreuse à la lumière solaire, diminuent beaucoup sa résistance, gênent son développement ultérieur et suffisent à expliquer l'action bienfaisante de la laparatomie dans le traitement de la péritonite tuberculeuse.

Mosetig-Moorhof (1893) pense que l'efficacité de la laparatomie dans la péritonite tuberculeuse réside dans l'irritation provoquée par l'introduction de l'air dans la cavité abdominale. Follet partage cette manière de voir, en proposant des injections d'air comme traitement.

Duran, de Barcelone (Congrès de Moscou, 26 août 1898), attire l'attention sur cette interprétation ; des nombreuses observations publiées, on arrive à se convaincre que c'est à l'action de l'air sur la séreuse péritonéale qu'il faut attribuer la plus grande partie, sinon la totalité de l'effet obtenu, le contact de l'air et la réaction irritative qu'il provoque sur le péritoine étant nocifs pour le bacille tuberculeux.

Teissier (Congrès de la tuberculose, 30 juillet 1898), croit que la pénétration de l'air a une certaine importance dans le mode de guérison ; il est tenté de l'attribuer aux principaux gaz entrant dans la composition de l'air (azote et oxygène) ; il a des expériences en cours, il cherche si cette action s'exerce également sur la virulence du microbe.

Spœth puis Henoch ont pensé que les péritonites qui guérissent après l'intervention sont des péritonites chroniques non tuberculeuses ; Prochownick émet les mêmes réserves ; Henoch base son opinion sur un cas. L'examen bactériologique ne permet pas à cette hypothèse d'avoir des adeptes ; dans de nombreuses observations cet examen a établi d'une façon certaine la nature bacillaire de la péritonite qu'ont encore confirmée les inoculations aux animaux. Il serait illogique de conclure que toutes les péritonites opérées, diagnostiquées tuberculeuses par des cliniciens en renom n'étaient pas bacillaires, parce qu'il leur manquait l'examen bactériologique. D'ailleurs, cette interprétation, l'acceptant même comme sérieuse, ne jette pas un jour nouveau sur le processus curateur ; elle n'arrête pas non plus l'intervention puisqu'elle ne lui refuse pas l'action curatrice.

Si nous étions invité à donner sur le mode de guérison, notre interprétation, résultante de ces diverses conceptions, nous dirions :

La cavité péritonéale est une cavité virtuelle et non pas réelle ; il est facile de s'en convaincre, lorsqu'on pratique rapidement une laparatomie ; l'ouverture de l'abdomen établit une modification de pression sur les tissus si sensibles du péritoine, sur les vaisseaux à parois fines qui les parcourent ; l'afflux de l'air remplit le rôle de corps étranger attaquant un point de l'organisme. Nous faisons ici intervenir la théorie séduisante de Metschnikoff : « toutes les cellules migratrices éparses aux environs accourent à la défense » du point menacé, elles trouvent un aide, elles sont plus heureuses qu'au premier appel qui avait permis au bacille de rester maître de la lutte ; « des éléments issus des cellules conjonctives, des globules blancs attirés à travers les parois vasculaires, se réunissent aux cellules migratrices et grâce à leurs mouvements ami-boïdes », entourent une seconde fois les anciens envahisseurs, le bacille de Koch attaqué *intus et extra* est enveloppé, « incorporé dans leur protoplasma et digéré. »

Le bacille de Koch ne trouve pas toujours dans la cavité péritonéale de l'homme un milieu favorable à exalter sa viru-lence ; il s'était glissé à la suite d'un oubli de résistance de l'organisme ; il y vivait en parasite tranquille, détruisant capricieusement la défense du sujet, attendant la fin de toute opposition pour manifester sa toute-puissance. L'ouverture de la cavité abdominale, abstraction faite du reste, a été un orage pour ses cultures ; on sait avec quelle facilité les cultures de bacilles de Koch perdent leur virulence et meurent. Le tuber-cule est une néoplasie délicate, fragile, peu résistante surtout, quand on peut l'atteindre directement ; il est là, très superfi-ciel, il semble uniquement séparé de la cavité péritonéale par une simple couche endothéliale (Rindfleisch) ; l'ouverture de la cavité abdominale a réveillé toute la vigueur de la séreuse ; sa révolte jointe au trouble des cultures a détruit le tubercule. L'exsudat que l'on trouve les premiers jours de l'opération devient ainsi la preuve de la lutte, il en constituerait les débris, les déchets. On est en droit de se demander si en dehors de l'action pour ainsi dire traumatique produite par l'air, il n'y a pas dans l'air quelques particularités qui agissent comme cause directe. L'azote? l'oxygène? comme le croit Teissier, de faibles quantités d'ozone (M. Labbé a cité récemment trois cas de tuberculose pulmonaire guéris par l'ozone); quelque corps impondérable encore inconnu? ou mieux : l'ensemble de tous les corps qui entrent dans la composition de l'air, modifiant la séreuse si sujette à réaction, et dont la structure, la vascularisation, l'innervation si riches, ont peut-être des propriétés qui nous échappent?

Si l'on ne peut se borner qu'à des hypothèses pour expliquer le phénomène de la guérison après la laparatomie, si le mystère persiste encore, les résultats obtenus restent d'une évidence scientifique. Le point le plus important est acquis dès à présent : le tubercule peut disparaître en tant que nodosité caractéristique d'une bacillose existante; la guérison de la tuberculose péritonéale peut être non seulement clinique, mais complète au point de vue anatomique ; raisons suffisantes pour expliquer l'intervention chirurgicale si elles n'expliquent pas l'action chirurgicale.

CONCLUSIONS

I. — L'intervention chirurgicale est le seul traitement rationnel de la péritonite tuberculeuse avec épanchement, le moyen le plus puissant qu'on puisse opposer à la maladie.

II. — L'ouverture du ventre doit être pratiquée dès que le diagnostic est posé, ou comme élément de diagnostic quand la clinique est impuissante à expliquer l'épanchement.

III. — L'opération n'est pas grave ; elle est au contraire de la plus grande bénignité ; la guérison peut être obtenue dans toutes les formes, toutes les variétés ; elle est définitive souvent ; durable presque toujours ; même dans les cas qui doivent se terminer fatalement, l'opération est toujours suivie d'une amélioration marquée.

IV. — Le traitement chirurgical n'exclut pas la thérapeutique médicale.

V. — Le mode de guérison est encore à l'étude.

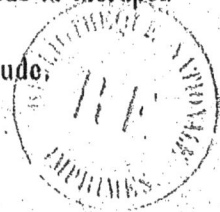

INDEX BIBLIOGRAPHIQUE

ALDIBERT. — Thèse Paris, 1892.

ALEXANDROFF. — Wratch, t. XII, 1891, n° 6, p. 165.

ALLEAUME. — Thèse Paris, 1894.

AMERIC. — Journal of. Obst., New-York, 1887.

Annales Gynécologie, 1889-1892.

ANGIBANY. — Thèse Montpellier, 1895-96.

ARAN. — Union médicale, 1858.

AUSSET. — Écho méd. du Nord, novembre 1898.

AUDRY. — Lyon méd., 1887, p. 327.

BARKER. — British med. J., 1890, p. 124.

BAUMGARTNER. — Arch. f. gg. Bd., t. XXV, p. 160.

BIAT. — Thèse Paris, 1881.

BOULLAND. — Thèse Paris, 1885.

BOUILLY. — Soc. chirurg., mars 1892.

BRÜHL. — Gaz. hôpit., 1890, 1137.

BRAULT. — Gaz. hôpit., juillet 1898.

Bulletin Société chirurgicale, t. XI, XVI, XVIII.

CABOT. — J. B. med. and Surg., CXIXIII, 123.

CAZAL (DU). — Soc. méd. Hôp., 16 mai 1897.

CATRIN. — Soc. méd. Hôp., mai 1895.

CARVI. — Centralbt. f. chirurg., 1892.

CECHERELLI. — Reforma medica, 1889. Sem. méd., 1889.

CELLIER. — Thèse Toulouse, 1895-1896.

CECI. — Reforma med., nov. 1891.

CASATI. — Acad. med. Ferrare, 15 décembre 1896.

CLAVIER — Thèse Paris, 1894.

COURTIN. — Revue chirurgie, 1893.

CLACKE. — Brit. med., 1887, 996.

DEMONS. — In th. Maurango, 1889.

DÉMOSTHÈNE. — In *Congrès chirurgie*, octobre 1889.

DOBROKLONSKI. — *Archiv. méd. expér.*, mars 1890.

DUNCAN. — *Austral. med. J.*, 1891, p. 188-200.

DEBOVE. — *Soc. méd. Hôp.*, 1890-1891.

DELBET. — *Des suppurations pelviennes*, 1891.

DUPLAY. — Clin. Hôtel-Dieu, 1898.

DURAN. — Congrès de Moscou, 26 août 1897.

ELDER. — *British Med. J.*, 1891-1892.

ELMASSIAN. — Thèse Paris, 1800.

FOLLET. — *Acad. méd.*, 27 novembre 1894.

FORGUE. — *Gaz. médic.*, nov. 1897.

FORGUE et RECLUS. — *Traité de thérapeutique chirurgicale.*

GUASTAVINO. — *Gaz. med. Lomb.*, Milano, 1891.

GLUCK. — *Soc. Med.*, Berlin, 10 juin 1896.

GAUDERON. — Thèse Paris, 1876.

GUÉNEAU DE MUSSY. — *Cl. méd.*, 1871, t. II.

GRATIEN. — Thèse Paris, 1894.

GRISOLLE. — *Traité cl. et prat. Pathologie int.*, 1857.

GATTI. — *Arch. f. klin. chir.*, LIII, 3.

GUIGNABERT. — Thèse Paris, 1893.

HARTLEY. — *Med. chir. Soc.*, janvier 1899.

HELMERICH. — *Die Therap. Wundlungen Rasel.*, 1892.

HELDRICH. — *Gaz. med. Strasbourg*, 1890.

HENOCH. — *Berl. Klin. Woch.*, janv. 1897. *S. méd. Berl.*, nov. 1891.

HENDERICH. — *Sem. médicale*, 1886.

HOCHAUS. — *Dent. méd. Noch*, 1887.

HULLER. — *Sem. méd.*, 1889, p. 129.

HOMANS. — The Lancet, avril 1888, p. 268.

JACOBI. — *Med. News*, février 1886.

JALAGUIER. — Traité chirurgie, t. VI.

JEANNEL. — Congrès de Toulouse, 1887. Thèse Lafont, 1894.

JOHNSTON et THOMPSON. — *J. of. Americ. Assoc.*, 1889, p. 742.

JONESCO. — *Revue chirurgie*, mars 1891, p. 185.

JACOBS. — *Cliniques*, Bruxelles, avril, juillet 1890.

KEETLY. — The Lancet, 1890, t. II, p. 1028.

KELLY. — *Univ. Med. Mag.*, avril 1889, p. 400.

KIRMISSON. — *Congrès tuberculose*, août 1891.

KNAGGS. — *The Lancet*, octobre 1886.

Kochs. — *Americ. J. of. Obs.*, novembre 1891.

König. — *Cent. f. Chir.*, Leipzig, 1890.

Kummel. — *Méd. chir. Cent. Wiener* 1889. *Arch. f. Kl. ch.*, Berlin, 1888. *Cent. bltt. f. chir.*, 1887. *Deut. med. Woch.* 1889.

Labbé. — *Congrès chirurgie.*, Paris, 1889.

Lannelongue. — *In* Maurange, thèse Paris, 1889.

Landouzy. — *Sem. méd.*, 2 juin 1891.

Lauenstein. — *Centralb. f. chirurg.* Leipzig, octobre 1890. *Centr. f. Klin chir.*, t. XXII.

Lawson-Tait. — *Edimb.*, *M. J.*, nov. et déc. 1889.

Lafont. — Thèse Toulouse, 1894.

Lejars. — *Gaz. Hôpitaux*, décembre 1891. *Société chirurgie*, 21 juin 1898.

Legueu. — *Semaine médicale*, 1894, p. 65.

Lenoir. — Thèse Lille, 1895-1896.

Legendre. — *Soc. méd. Hôp.*, mai 1895.

Lindfors. — Ett bid, tell, teck. chir, Lund. 1889.

Löhlein. — *Sem. méd.*, t. CCXXII, 1896.

Mlle Lichternann. — Thèse Paris, 1890.

Margarucci. — *XI R. chir. Ital.*, octobre 1896.

Maurange. — Thèse Paris, 1889. *Gaz. hebd.*, septembre 1897.

Marseille-Médical, t. 1, p. 29, 1892.

Marfan. — *Pres. méd.*, avril 1894.

Montpellier-Médical, 1887, p. 131.

Malapert. — *Soc. chirurg.*, 17 mars 1897.

Malen. — *Nedul*, 1893, n° 23.

Mosetig-Moorhof. — *Wiener med. press.*, 1er janv. 1891 et 2 juil. 1898.

Monnier. — *Rev. cl. et thérap.*, 11 nov. 1891.

Montgoméry. — *Americ. As. of Obst, aud. Gyn.*, 1888, p. 45.

Netter. — *Soc. méd. hôp.*, mai 1895.

Notzel. — *XXVIIe Congrès chir. All.*, avril 1898.

Naumann. — *Laparatomie nelsa hygica*, Stockholm, 1890.

Parkes. — *The Ann. J. of. med. soc.*, 1890, t. II, p. 266.

Pean. — *Gaz. Hôp.*, 1886, n° 68.

Pic. — Thèse Lyon, 1892.

Polaillon. — *Jour. méd.*, octobre 1888.

Poncet. — *In* Pic thèse, 1892.

Pribram. — *Med. Chir. Cent. Wiener*, 1887, p. 580.

Picqué. — *Semaine Médicale*, 1893, p. 468.

Pinard. — *Sem. méd.*, 1891, p. 313 ; *Congrès Tuberc.*, 1891.

Quenu. — *S. ch.*, 27 mars 1897.

Reynier. — *Soc. chir.*, 17 mars 1897.

Richelot. — *Un. méd.*, juillet 1891 ; *Bull. S. ch.*, 1892 ; *In* Clavier thèse, 1895.

Rispal. — Thèse Toulouse, 1892.

Richardière. — *Méd. mod.*, 20 décembre 1893.

Roersh. — *Rev. ch.*, 1893.

Routier. — *Sem. méd.*, 1893, p. 483 ; *Méd. mod.*, avril 1893 ; *Soc. ch.*, 1890.

Rendu. — *S. méd. H.*, 1895.

Ross. — *Canad. Prast. Tr.*, mai 1891, n° 9.

Scheb. — *Centrbltt. f. Gyn.*, 1887, p. 822 ; *Soc. méd*, Hambourg, mai 1893.

Schmalfuss. — *Centrbltt. f. Gyn.*, août 1887, décembre 1889.

Schmidt. — *Centrbltt. f. Gyn.*, août 1889.

Schmitz. — *Centrbltt. f. Gyn.*, n° 21, 1891.

Schwartz. — *Wien. med. Woch.*, 1887, t. XXXVII, p. 498.

Spaeth. — *Centbltt f. chir.*, 1889, p. 656.

Spillmann. — *Méd. mod.*, octobre 1894.

Syms. — *New-York M. J.*, 1891, p. 141.

Tapret. — Thèse Paris, 1878.

Terrillon. — *Cl. chir.*, 1889. *Bull. méd.*, juil. 1889. *Sem. méd.*, 1890. *R. S. ch.*, 1892.

Teissier. — *Cong. tuberc.*, 30 juillet 1898.

Truc. — Thèse agrégation, 1886.

Vautrin. — *Soc. chir.*, t. XV, page 131.

Vierordt. — *Deut. Arch. f. Klin. Med. mod.*, 1890.

Warker. — *J. of. obst. New-York*, 1887, p. 932.

Weinstein. — *Méd. Bloetta*, 1887, p. 528.

Wells (Spencer). — Tumeurs de l'ovaire, 1883.

Wheeler. — *Boston. M. S. J.*, 1890, t. II, p. 241.

Yarochenski. — *Soc. méd. de Kiew*, avril 1898.

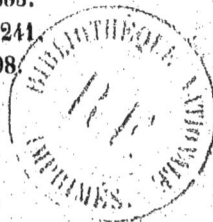

www.ingramcontent.com/pod-product-compliance
Lightning Source LLC
Chambersburg PA
CBHW071513200326
41519CB00019B/5933